경상국립대학병원
간호직 필기시험 모의고사

- 제 1 회 -

성명		생년월일	
시험시간	50분	문항수	50문항

<응시 전 주의사항>

○ 문제지 해당란에 성명과 생년월일을 정확하게 기재하십시오.

○ 기재착오, 누락 등으로 인한 불이익은 응시자 본인의 책임이니 OMR 답안지 작성에 유의하십시오.

○ 필기시험의 만점은 100점으로 합니다.

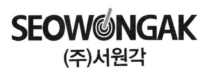

SEOWONGAK
(주)서원각

1 대사증후군에 위험인자에 해당하는 것이 아닌 것은?

① 고혈압

② 만성신부전

③ 고혈당

④ 혈중지질이상

⑤ 복부비만

2 표피와 진피를 포함한 부분적인 피부 손상이 나타나며 삼출물이 있는 욕창환자가 입원했다. 얕은 궤양과 수포가 보이는 환자에게 적절한 상처드레싱은 무엇인가?

① 거즈(Gauze)

② 하이드로콜로이드(Hydrocolloids)

③ 투명필름드레싱(Transparent Film)

④ 하이드로겔(Hydro Gels)

⑤ 폴리우레탄 폼(Polyurethane Foams)

3 자료수집방법에서 개방형 질문에 대한 장점으로 옳지 않은 것은?

① 대답이 쉽고 비위협적이다.

② 시간 소요가 적다.

③ 환자의 자발적인 생각이 가능하다.

④ 묻지 않은 대답도 가능하다.

⑤ 환자의 관심과 믿음을 전달받을 수 있다.

4 면역현상 중 세포매개성 반응으로 이루어진 것은?

① 수혈반응

② 세균감염

③ 이식거부반응

④ 아토피성 질환

⑤ 아나필락틱 쇼크

5 급성호흡곤란증후군인 무호흡환자에게 우선적으로 취해야 하는 간호사항은?

① 반좌위를 취해준다.

② 이뇨제를 투여한다.

③ Corticosteroid를 투여한다.

④ 구강으로의 섭취를 권장한다.

⑤ 기관내삽관을 통해 인공호흡기를 적용한다.

6 결핵환자에게서 나타나는 괴사성 변형으로 백혈구, 괴사 폐조직으로 인해 치즈 같은 형태로 변하는 현상으로 옳은 것은?

① 석회화   ② 유기화

③ 건락화   ④ 유리화

⑤ 섬유화

7 성인 남성 환자 혈액검사 결과 정상수치로 옳은 것은?

① Hb 11 g/dl

② PLT 100,000 /mm^3

③ Cr 1.0 mg/dl

④ K^+ 8.0 mL/dl

⑤ WBC 15,500 /mm^3

8 다혈구증환자에게 나타날 수 있는 합병증은?

① 혈전증

② 신경염

③ 담석증

④ 저산소증

⑤ 십이지장 궤양

9 심박출량에 영향을 미치는 것으로 옳은 것은?

① 혈압, 심장수축력

② 정맥귀환량, 심장수축력

③ 심박동수, 심장수축력

④ 판막활동량, 심장수축력

⑤ 심장 잔여 혈량, 판막활동량

10 투베르쿨린 반응검사를 진행할 때 간호로 올바르지 않은 것은?

① 약물 반응을 눈으로 관찰이 가능하다.

② 흡수가 빠르게 되므로 15분 후 주사부위 반응을 확인한다.

③ 증류수에 처방된 주사약을 희석하여 사용한다.

④ 약 15도의 각도로 주사침을 밀어 넣는다.

⑤ 주사부위를 문지르지 않도록 교육한다.

11 폐쇄성죽상동맥경화증의 주요 증상으로 옳지 않은 것은?

① 걸을 때 엉덩이가 당기는 증상이 있다.

② 요실금이 발생한다.

③ 하지의 피부에 냉감이 있다.

④ 발에 생긴 상처가 쉽게 나아지지 않는다.

⑤ 다리를 올리고 있을 때보다 내리고 있을 때 통증이 완화된다.

12 식도 게실 환자에게 시행하면 안 되는 검사는?

① 바륨검사

② 위내시경 검사

③ 흉부 X-선 검사

④ 자기공명영상 검사

⑤ 전신화 단층 촬영술

13 60세 남성 만성위염환자에게 수행할 진단검사로 옳지 않은 것은?

① H.pylori 감염검사

② 염산 및 펩신 분비 검사

③ 혈청 비타민 B12 수치

④ Bernstein 검사

⑤ 조직생검

14 장기간 알코올에 중독이 된 환자에게 결핍되는 비타민은?

① 비타민 A

② 비타민 B1

③ 비타민 D

④ 비타민 E

⑤ 비타민 K

15 만성 기관지염 환자의 동맥혈 가스 분석 검사 시행 후 pH 7.25, PaO_2 65mmHg, $PaCO_2$ 60mmHg, HCO_3^- 26mEq/L 의 결과가 측정되었다. 환자의 간호중재로 옳은 것은?

① 특별한 문제가 없다.

② 수분섭취를 제한한다.

③ 복식호흡을 제한한다.

④ Pursed Lip Breathing을 한다.

⑤ 비강캐뉼라로 100% 산소를 투여한다.

16 간 생검에 대한 간호중재로 옳은 것은?

① 검사 시 국소마취를 한 후에 진행한다.

② 검사 전에 물과 유동식이를 제공한다.

③ 간 생검 후에 우측위를 취한다.

④ 환자가 흡기를 할 때 생검 바늘을 삽입한다.

⑤ 검사 후 최초 활력징후는 4시간에 한 번씩 측정한다.

17 악성종양의 특징으로 옳은 것은?

① 피막이 있다.

② 증식 속도가 느리다.

③ 병변의 경계가 분명하다.

④ 핵이 세포크기에 비해 크다.

⑤ 대부분 분화된 세포에 해당한다.

18 방사선 치료를 받는 환자에게 시행할 간호교육 내용으로 옳은 것은?

① 피부는 건조하게 유지한다.

② 피부에 표시한 그림은 모두 지운다.

③ 건조한 피부에 로션을 자주 바른다.

④ 치료부위는 비누를 사용하여 닦는다.

⑤ 치료부위를 태양광에 노출시키며 산책을 한다.

19 환자가 깊은 수면 중에 있으며 강한 자극과 통증을 피하려고 하는 의식 수준 단계는?

① 각성
② 기면
③ 혼미
④ 혼수
⑤ 반혼수

20 울혈성심부전 환자의 간호중재로 옳지 않은 것은?

① 탈수 시 수액을 공급한다.
② 혈관확장제를 사용한다.
③ 비만을 방지하고 체중이 표준을 유지하게 한다.
④ 고강도 운동을 하도록 한다.
⑤ 염분 섭취를 제한한다.

21 개두술 시행 환자의 간호중재로 옳은 것은?

① 두뇌활동을 최소화 한다.
② 목을 움직이지 않는다.
③ 심호흡과 기침을 격려한다.
④ 통증 시 마약성 진통제를 투여한다.
⑤ 두통에 온열수건을 적용한다.

22 환자가 병실에서 간질발작을 일으키는 경우 적절한 간호중재로 옳은 것은?

① 침대로 옮긴다.
② 산소를 공급한다.
③ 억제대를 적용한다.
④ 설압자로 입안을 벌린다.
⑤ 고개를 옆으로 돌려준다.

23 자가 인슐린 투여를 하는 당뇨병 환자가 인슐린 투여 후 갑자기 의식을 잃고 쓰러졌다. 환자가 쓰러진 이유로 옳은 것은?

① 탈수
② 인슐린 내성
③ 저혈당 쇼크
④ 비케톤성 혼수
⑤ 당뇨성 케톤산증

24 쿠싱증후군 환자 간호중재 사항으로 옳은 것은?

① 탈수 예방
② 감염 예방
③ 저혈압 예방
④ 저혈당 예방
⑤ 스테로이드 투여

25 소변검사 시 정상 소변에 대한 설명으로 옳은 것은?

① 적혈구가 미량 나타난다.

② 당과 단백이 소량 검출된다.

③ 하루 배설량은 2L 이상이다.

④ 색은 미색이거나 혼탁한 호박색이다.

⑤ 크레아티닌 청소율은 130~150mL/min이 정상이다.

26 복막투석 환자의 간호중재로 옳은 것은?

① 저장액을 사용한다.

② 투석을 진행한 후에 체중을 측정한다.

③ 체온과 비슷하게 데워진 따뜻한 투석액을 이용한다.

④ 투입 후 출혈 방지를 위해 자세를 고정시킨다.

⑤ 복막투석을 위한 도관 삽입 직후에 투석이 가능하다.

27 환자의 하지 근력 검사 시 1(trace)이 의미하는 것은?

① 아무런 반응이 없다.

② 근수축만 가능하다.

③ 중력에 대항한 능동적 관절운동이 가능하다.

④ 중력제거 상태에서 능동적 정상 관절운동이 가능하다.

⑤ 중력과 약간의 저항에 대한 능동적 관절운동이 가능하다.

28 개방배액법의 종류로 옳은 것은?

① Hemovac Drain

② Jackson Pratt Drain

③ Penrose Drain

④ T-Tube

⑤ Gauze Drain

29 요통을 예방하기 위한 간호중재로 옳은 것은?

① 복위로 눕는다.

② 복근강화 운동을 한다.

③ 푹신한 침구를 사용한다.

④ 물건을 들 경우 허리를 구부린다.

⑤ 서서 일할 때는 양쪽 다리를 발판에 올린다.

30 외음부 소양증 환자의 간호중재로 옳은 것은?

① 알칼리성 질 세척제를 사용하여 닦는다.

② 따뜻한 인산 용액으로 습포를 적용한다.

③ 꽉 조이는 의복을 착용한다.

④ 폐경으로 인한 점막 건조에는 옥시토신을 투여한다.

⑤ 알레르기로 인한 소양증에는 항히스타민제를 투여한다.

31 감염균 중에서 신경절에 살며 평생 재발과 잠복을 반복하는 성전파 질환은?

① 임질
② 매독
③ 트라코마
④ 단순포진
⑤ 클라미디아

32 노인의 근골격계 변화에 대한 간호로 옳지 않은 것은?

① 물건을 옮길 때 하지근육을 활용하도록 교육
② 굽이 낮은 미끄럼 방지 신발 착용
③ 깔개를 사용하여 압력을 최소화
④ 걷기, 수영을 통한 추간판 탈수 방지
⑤ 칼슘 섭취 권장

33 어지럼증을 호소하는 대상자의 전정기관 기능을 사정하고자 할 때 적절한 검사는?

① Rinne Test
② Weber Test
③ Caloric Test
④ Whisper Test
⑤ Transillumination Test

34 환자에게 간호중재를 선택할 때 유의할 사항으로 옳지 않은 것은?

① 기대결과를 구체화하여 기대결과가 합당한지 확인한다.
② 연구결과를 활용하여 근거를 마련한다.
③ 비용에 상관없이 임상효과를 우선으로 중재를 선택한다.
④ 대상자의 문화적 특성을 고려하여 선택한다.
⑤ 대상자가 어떤 참여를 원하는지 혹은 기대하는지에 대해 알아본다.

35 다음 중 직접간호에 해당하지 않는 것은?

① 상담
② 교육
③ 부작용 예방 및 관리
④ 응급상황 대처
⑤ EMR 기록

36 열요법의 적응증은?

① 출혈부위
② 급성 염증부위
③ 비염증성 부종부위
④ 국소적 악성종양
⑤ 치칠, 항문주위와 질 염증

37 수술 전과 후, 대상자에게 하는 교육으로 적절하지 않은 것은?

① 수술 후 부동자세와 진정제 투여 등으로 기관지염이나 폐렴 발생 가능성을 설명한다.

② 위장문제 예방을 위해서 수술 전에 금식상태를 유지시킨다.

③ 눈 수술하고 난 이후에 기침을 하는 것을 금기한다.

④ 합병증 예방을 위해 하지운동을 자제시킨다.

⑤ 폐용적 증가를 위해서 심호흡을 격려한다.

38 신부전 환자의 Renin-angiotensin기전에 의한 효과로 옳은 것은?

① 혈압 감소

② 부종 감소

③ 소변량 증가

④ 나트륨 배설 증가

⑤ 순환혈액량 증가

39 다음은 흡인·생검의 종류와 설명으로 옳지 않은 것은?

① 요추천자 : 지주막하 공간에 바늘을 삽입하여 뇌척수액을 추출할 수 있다.

② 복부천자 : 복강에서 체액을 뽑아내며, 1회 배약량은 1,500mL를 넘지 않게 한다.

③ 흉강천자 : 1회 최대 배액량은 보통 1,000mL로 액체를 뽑을 경우 8~10번 늑골 사이의 늑막강에서, 공기를 뽑을 경우 제2, 3번째 늑골부위의 늑막강에 삽입한다.

④ 골수생검 : 골수의 조혈작용을 평가하는 것으로 골수 표본을 채취해서 검사한다.

⑤ 간생검 : 생검 후 생검 부위 압력을 완화하기 위해 검사부위가 위로 향하게 눕는다.

40 환자의 낙상예방을 위해 예방 교육을 할 때 옳지 않은 것은?

① 침대 높이를 높여준다.

② 미끄럼 방지 슬리퍼 착용을 한다.

③ 적절한 조명을 사용하여 바닥을 밝게 유지한다.

④ 침상에서 내려올 때 한쪽 면만 난간을 내린다.

⑤ 자주 사용하는 물건을 침대 근처에 둔다.

41 임종이 임박한 환자의 신체적 징후로 옳지 않은 것은?

① 안면근의 이완

② Cheyne – Stokes 호흡

③ 요실금

④ 빈맥

⑤ 청색증

42 다음 중 욕창의 고위험에 해당하지 않는 것은?

① 체중 증가　　　② 비정상적인 임상결과

③ 체액 불균형　　④ 감각 이상

⑤ 부동

43 관절 범위 운동을 시행하는 목적에 대해 옳지 않은 것은?

① 보행 준비를 한다.

② 부동 및 마비로 인한 합병증을 예방한다.

③ 관절이 굳지 않게 한다.

④ 관절 기능을 저하시킨다.

⑤ 근력을 유지시킨다.

44 다음 중 체온 측정 시 유의사항으로 옳지 않은 것은?

① 신생아는 액와 또는 고막 체온 측정이 적절하다.

② 어린이의 액와 체온 측정 시 팔을 지지하면 결과가 부정확하게 측정된다.

③ 모든 사람의 정상 체온 범위는 다르다.

④ 영아는 주변 환경의 온도 변화에 민감하다.

⑤ 노인은 비정상적인 혈관 수축 반응으로 저체온의 위험성이 크다.

45 복부를 사정할 때 순서로 바른 것은?

① 시진 – 촉진 – 타진 – 청진

② 시진 – 타진 – 촉진 – 청진

③ 시진 – 청진 – 타진 – 촉진

④ 촉진 – 시진 – 청진 – 타진

⑤ 촉진 – 타진 – 청진 – 시진

46 폐렴을 진단받은 환자가 재채기와 기침을 하고 있다. 이 환자에게 적용해야하는 감염관리 지침으로 적절한 것은?

① 접촉주의   ② 공기주의

③ 표준주의   ④ 역격리

⑤ 비말주의

47 유치도뇨 환자 간호에 적절하지 않은 것은?

① 소변량 증가를 위해 수분 섭취를 격려한다.

② 도뇨관 소변주머니는 항상 방광보다 높게 고정시킨다.

③ 도뇨관 삽입부위 분비물 축적 방지를 위해 회음부 간호를 한다.

④ 이동 시에는 소변주머니 소변을 비우고 이동한다.

⑤ 소변주머니는 바닥에 닿지 않도록 주의시킨다.

48 비위관 위치 확인하는 방법으로 옳지 않은 것은?

① 튜브 끝에 주사기로 위액을 흡인하여 황갈색이면 위장으로 추정한다.

② 튜브에 공기를 주입하면서 복부를 청진했을 때, '휙' 하는 공기소리가 들리면 위장에 위치하고 있는 것이다.

③ 흡인된 액체의 산도를 측정하고 pH 7이면 위액임을 확인할 수 있다.

④ 방사선 영상으로 위치를 파악한다.

⑤ 튜브 끝을 물에 담가 호흡 시 기포가 발생하는지 확인한다.

49 Cheyne-Stokes 호흡의 설명으로 옳은 것은?

① 15초 이상 지속하는 호흡이 없는 상태이다.

② 무호흡과 깊고 빠른 호흡이 교대로 나타나는 호흡이다.

③ 비정상적으로 깊고 빠른 한숨 형태의 호흡이다.

④ 길게 멈추는 흡기와 극히 짧고 비효과적인 호기가 이어지는 호흡이다.

⑤ 무호흡이 불규칙적으로 나타난 후 2~3회 비정상적인 얕은 호흡이 교대로 나타나는 호흡이다.

50 골다골증 진단을 받은 환자가 손가락을 편 상태로 바닥을 짚으며 넘어지면서 요골 부위에 발생하는 골절은?

① Pott 골절

② Cotton's 골절

③ 분쇄 골절

④ 복합 골절

⑤ Colles 골절

성신국립대학병원

간호직 필기시험

성 명	

생 년 월 일								
	⓪	⓪	⓪	⓪	⓪	⓪	⓪	⓪
	①	①	①	①	①	①	①	①
	②	②	②	②	②	②	②	②
	③	③	③	③	③	③	③	③
	④	④	④	④	④	④	④	④
	⑤	⑤	⑤	⑤	⑤	⑤	⑤	⑤
	⑥	⑥	⑥	⑥	⑥	⑥	⑥	⑥
	⑦	⑦	⑦	⑦	⑦	⑦	⑦	⑦
	⑧	⑧	⑧	⑧	⑧	⑧	⑧	⑧
	⑨	⑨	⑨	⑨	⑨	⑨	⑨	⑨

번호	답안	번호	답안
1	① ② ③ ④ ⑤	26	① ② ③ ④ ⑤
2	① ② ③ ④ ⑤	27	① ② ③ ④ ⑤
3	① ② ③ ④ ⑤	28	① ② ③ ④ ⑤
4	① ② ③ ④ ⑤	29	① ② ③ ④ ⑤
5	① ② ③ ④ ⑤	30	① ② ③ ④ ⑤
6	① ② ③ ④ ⑤	31	① ② ③ ④ ⑤
7	① ② ③ ④ ⑤	32	① ② ③ ④ ⑤
8	① ② ③ ④ ⑤	33	① ② ③ ④ ⑤
9	① ② ③ ④ ⑤	34	① ② ③ ④ ⑤
10	① ② ③ ④ ⑤	35	① ② ③ ④ ⑤
11	① ② ③ ④ ⑤	36	① ② ③ ④ ⑤
12	① ② ③ ④ ⑤	37	① ② ③ ④ ⑤
13	① ② ③ ④ ⑤	38	① ② ③ ④ ⑤
14	① ② ③ ④ ⑤	39	① ② ③ ④ ⑤
15	① ② ③ ④ ⑤	40	① ② ③ ④ ⑤
16	① ② ③ ④ ⑤	41	① ② ③ ④ ⑤
17	① ② ③ ④ ⑤	42	① ② ③ ④ ⑤
18	① ② ③ ④ ⑤	43	① ② ③ ④ ⑤
19	① ② ③ ④ ⑤	44	① ② ③ ④ ⑤
20	① ② ③ ④ ⑤	45	① ② ③ ④ ⑤
21	① ② ③ ④ ⑤	46	① ② ③ ④ ⑤
22	① ② ③ ④ ⑤	47	① ② ③ ④ ⑤
23	① ② ③ ④ ⑤	48	① ② ③ ④ ⑤
24	① ② ③ ④ ⑤	49	① ② ③ ④ ⑤
25	① ② ③ ④ ⑤	50	① ② ③ ④ ⑤

경상국립대학병원

간호직 필기시험 모의고사

- 제 2 회 -

성명		생년월일	
시험시간	50분	문항수	50문항

〈응시 전 주의사항〉

○ 문제지 해당란에 성명과 생년월일을 정확하게 기재하십시오.

○ 기재착오, 누락 등으로 인한 불이익은 응시자 본인의 책임이니 OMR 답안지 작성에 유의하십시오.

○ 필기시험의 만점은 100점으로 합니다.

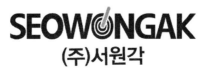

SEOWONGAK
(주)서원각

1 공사장에서 낙상사고로 다발성 손상을 입은 환자의 응급 처치와 이송 전 사정 순서로 옳은 것은?

① 호흡 − 출혈 − 의식 − 쇼크증후 − 골절 − 후송
② 의식 − 호흡 − 출혈 − 쇼크증후 − 골절 − 후송
③ 호흡 − 의식 − 쇼크증후 − 출혈 − 골절 − 후송
④ 쇼크증후 − 의식 − 호흡 − 출혈 − 골절 − 후송
⑤ 출혈 − 쇼크증후 − 의식 − 호흡 − 골절 − 후송

2 고관절전치환술을 받은 환자에게 안내할 주의사항에 대한 설명으로 옳지 않은 것은?

① "의자의 앉을 경우 양쪽 다리를 벌리고 앉으세요."
② "의자에 앉을 때에는 몸을 90도 이상으로 숙여서 앉으세요."
③ "한번에 30분 이상 앉아있지 마세요."
④ "수술 후 6주간은 반드시 목발 또는 보행기를 사용하세요."
⑤ "신발을 신을 경우 무릎이 몸 바깥으로 향하게 하세요."

3 사고로 인한 흉곽 좌상으로 수술을 받은 수술 1일 째 환자에게 해줄 수 있는 간호중재로 옳은 것은?

① 얕은 호흡을 유지한다.
② 앙와위로 절대안정을 취한다.
③ 수술 후 특이 합병증이 없음을 교육한다.
④ 흉곽밀봉배액을 유지하며 기침을 격려한다.
⑤ 퇴원 후 최대 이상 운동으로 기흉을 예방한다.

4 아나필락시스 반응에 관여하는 면역체는?

① IgA
② IgE
③ IgG
④ IgM
⑤ 항원항체 복합체

5 고농도 산소를 투여 중인 COPD 환자에게 나타나는 문제점은?

① 고환기
② 호흡중추 자극
③ 이산화탄소 중독
④ 대사성 산증 악화
⑤ 대사성 보상기전 방해

6 80세 만성폐쇄성폐질환 환자에게 수행할 간호로 옳지 않은 것은?

① 폐 청진음을 규칙적으로 사정한다.
② 실내 습도를 낮춘다.
③ 필요 시 흉부 물리요법을 시행한다.
④ 입술을 오므리기 호흡을 하도록 한다.
⑤ 고단백/고칼로리 음식을 조금씩 나누어 섭취하도록 한다.

7 하이드로 젤 드레싱의 적응증은?

① 1도 화상

② 3도 화상

③ 1단계 욕창

④ 출혈이 있는 상처

⑤ 삼출물이 있는 상처

8 백혈병 환아의 감염예방을 위해 격리중일 때 환아의 혈액 검사 상 감소되어 있는 것은?

① 호산구

② 호중구

③ 혈소판

④ 림프구

⑤ 호염기구

9 hemophilia에 대한 설명으로 가장 옳은 것은?

① 식생활에 따라 발생하는 대사질환이다.

② 연하곤란이 특징적인 증상으로 나타난다.

③ 내출혈이 주로 무릎에 발생한다.

④ 증상이 악화되면 아스피린을 투여한다.

⑤ 급성질환에 해당한다.

10 환자에게 수혈하기 전 부작용 방지를 위해 검사를 시행할 때 검사 항목으로 옳은 것은?

① 적혈구 수

② 백혈구 수

③ 항체선별 검사

④ 섬유소원 측정

⑤ 조직 적합성 항원 검사

11 메니에르 병의 증상 및 간호에 대한 설명으로 옳지 않은 것은?

① 침대 난간을 올려 낙상을 방지한다.

② 양측성 청력손실이 온다.

③ 커피와 차 섭취를 삼간다.

④ 갑작스러운 현훈 시 평평한 바닥에 누워 증상이 사라질 때까지 눈을 감고 있도록 한다.

⑤ 증상 완화를 위하여 저염식이를 권장한다.

12 색전증의 종류와 설명으로 옳지 않은 것은?

① 정맥 색전증은 우측 심장을 통한 폐동맥 색전증을 말한다.

② 동맥 색전증은 색전이 동맥 순환을 따라 이동하는 경우를 말한다.

③ 지방 색전증은 지방 성분이 혈류로 들어가 막는 것을 말한다.

④ 공기 색전증은 공기가 혈관 내에서 기포를 형성하여 색전이 되는 것을 말한다.

⑤ 양수 색전증은 임신 중에 태아에게 발생한 것이다.

13 nitroglycerin을 복용하는 급성협심증 환자에게 하는 간호교육으로 옳지 않은 것은?

① "복용 후 기립성 저혈압이 나타날 수 있으니 앉아서 약을 복용하세요."

② "증상이 완화할 때까지 5분마다 반복적으로 투여 3회 15분간 복용하세요."

③ "급성협심증 발작이 예상되는 활동을 할 때 예방목적으로 복용해도 됩니다."

④ "두개내압을 급격하게 하강시킬 수 있으니 주의하세요."

⑤ "혀 밑에서 녹이면서 구강 점막으로 흡수하여 복용해야 합니다."

14 십이지장 궤양에 대한 설명으로 옳은 것은?

① 공복일 때 통증이 강하다.

② 토혈이 주요하게 발생한다.

③ 구토를 하고난 이후에 증상이 완화된다.

④ 제산제를 복용해도 통증완화 효과가 없다.

⑤ 위액 분비가 급격하게 감소한다.

15 70세 간부전 환자의 진단검사 결과로 옳지 않은 것은?

① 콜레스테롤 감소

② 알부민 증가

③ AST 상승

④ 혈중 암모니아 증가

⑤ 응고인자 감소

16 뇌종양의 증상으로 옳지 않은 것은?

① 두통

② 집중 곤란

③ 발작

④ 성격의 변화

⑤ 졸음 감소

17 중증근무력증 환자 증상에 대한 설명으로 옳은 것은?

① 마비는 없고 감각상실이 있다.

② 활동 후 심한 근육쇠약을 호소한다.

③ 아침에 증상이 가장 심하게 나타난다.

④ 휴식을 취해도 근력이 회복되지 않는다.

⑤ 후두신경손상으로 인한 호흡기 합병증이 있다.

18 간호사가 뇌종양 환자의 상체를 상승시켜 주었다. 환자의 상체를 상승해 주는 이유는?

① 역류 방지

② 소화 증진

③ 흡인 방지

④ 호흡곤란 완화

⑤ 뇌척수액 순환 증진

19 급성 위염 유발요인으로 옳은 것은?

① 50~60대 여성

② 복막투석 후 감염

③ H.pylori 균의 증식

④ E.coli 균의 복막강 내 감염

⑤ 비장 등의 복강 내 장기 파열

20 신체부위 중 귀에 대한 설명으로 옳지 않은 것은?

① 중이는 고막부터 3개의 이소골로 연결되는 부분이다.

② 유스타키오관은 공기압력을 조절하여 위의 불편감과 고막의 파열을 막아준다.

③ 외이는 전정신경과 와우신경으로 구성된 제8뇌신경인 청신경이 분포하고 있다.

④ 노인은 와우가 퇴화되고 고막이 비후되어 고음을 잘 듣지 못한다.

⑤ 이경을 이용해 진찰하기 위해 성인은 후상방, 어린이는 후하방으로 당기고 이경을 삽입한다.

21 담석발생의 위험요인으로 옳지 않은 것은?

① 담석증 발생은 남성의 발병률이 여성보다 높다.

② 비만 또는 장기간 금식 시 담석 발생 위험도를 증가시킨다.

③ 40세 이후 발생확률이 급격히 증가한다.

④ 콜레스테롤을 낮추는 약물은 담즙으로 콜레스테롤 양을 증가시켜 위험률이 증가한다.

⑤ 중성지방이 높은 당뇨환자의 경우 담석 발생확률이 증가한다.

22 호르몬과 그 기능의 설명으로 옳은 것은?

① T3 : 대사활동이 감소한다.

② 글루카곤 : 혈당이 증가한다.

③ 프로락틴 : 유즙을 분비한다.

④ 에피네프린 : 부교감신경을 자극한다.

⑤ 파라토르몬 : 혈액 내 칼슘과 인의 양을 조절하고, 증가하면 혈중 칼슘농도가 낮아진다.

23 뼈 조직의 칼슘 소실로 병리적 골절 초래 위험이 높은 질환은?

① 당뇨병

② 갑상선 기능 항진증

③ 부갑상선 기능 저하증

④ 부갑상선 기능 항진증

⑤ 부신피질 기능 저하증

24 다음은 65세 남성 뇌졸중 환자의 호흡 양상으로 호흡수는 분당 10회 미만으로 얕은 호흡이고 동맥혈 내 CO_2 농도가 저하되어 있다. 해당하는 호흡으로 옳은 것은?

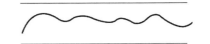

① 과소환기   ② 운동실조성 호흡

③ Cheyne Stokes 호흡   ④ Biot's 호흡

⑤ 과다환기

25 부갑상선 기능 저하증 환자의 간호중재로 옳은 것은?

① 칼슘보충제를 투여한다.
② 비타민 D 섭취를 제한한다.
③ 치즈나 유제품 섭취를 권장한다.
④ 칼슘과 인이 적은 식이를 섭취한다.
⑤ 경련을 예방하기 위해 수면제를 투여한다.

26 3일 전부터 발생한 구토와 고열로 내원한 여성 환자 사정 시 왼쪽 늑골 척추각 압통을 호소하며 일주일 전부터 악취 나는 탁한 소변을 보았다고 한다. 환자에게 나타난 증상으로 의심할 수 있는 진단은?

① 요도염
② 방광염
③ 요석증
④ 신우신염
⑤ 급성신손상

27 장기 침상안정 환자의 칼슘 유리 방지를 위한 예방법으로 옳은 것은?

① 조기이상
② 칼슘 투여
③ 비타민 D 투여
④ 단백질 섭취
⑤ 유제품 및 우유 제한

28 복막투석을 시행하기 위한 환자의 투석 가능한 복강의 특성으로 옳은 것은?

① 흡착성
② 인지질막
③ 반투과성
④ 이중막 구조
⑤ 삼투압 조절

29 무릎 아래 절단을 시행한 환자의 3일 후 체위로 옳은 것은?

① 좌위를 자주 취해준다.
② 하루 2~3회 복위를 취해준다.
③ 취침 시 절단부 아래 베개를 받쳐 준다.
④ 휴식 시 절단부를 목발 손잡이에 기대준다.
⑤ 다리 중간에 베개를 끼워 외전상태를 유지한다.

30 고환암으로 방사선 치료를 받고 있는 환자의 피부 간호에 대한 설명으로 옳은 것은?

① 세척 시 중성비누를 사용한다.
② 파우더를 이용해 피부를 보호한다.
③ 치료부위가 건조하지 않게 유지한다.
④ 실크 재질의 의류를 입힌다.
⑤ 상처가 생기면 연고를 즉시 사용한다.

31 아토피성 피부염 환자에 대한 설명으로 옳은 것은?

① 성인기에 주로 호발한다.

② 제2형 과민반응이다.

③ 면역결핍이 원인이다.

④ 치료 이후에 항체가 생성되어 재발하지 않는다.

⑤ 병소는 사지에서 광범위하게 나타난다.

32 난청으로 보청기를 처음 사용하는 환자에게 해야 하는 간호교육으로 옳은 것은?

① "볼륨은 최대한 작게 설정해서 사용해야 합니다."

② "TV를 볼 때에는 기계와 최대한 가까이 앉아서 사용하세요."

③ "자기 목소리 왜곡이 되어 들리는 경우에는 보청기를 얕게 삽입하세요."

④ "귀에 습진이나 피부염 등이 발생하면 사용을 중단하고 병원에 방문해서 진료를 받으셔야 합니다."

⑤ "보청기를 사용할 때에는 귀지를 제거하지 마세요."

33 근치 유방절제술을 한 환자에게 나타날 수 있는 합병증은?

① 한쪽 어깨가 올라간다.

② 수술 쪽 팔이 내전된다.

③ 양쪽 팔 길이가 달라진다.

④ 수술한 곳 반대편으로 몸이 기운다.

⑤ 수술한 쪽 팔 근육에 굴곡 구축이 생긴다.

34 눈을 사정할 때 수행하는 검사와 설명으로 옳은 것은

① 안저검사는 밝은 공간에서 눈 속을 관찰하는 것이다.

② 주변시야 검사는 환자 스스로 검사가 가능한 사시검사이다.

③ 대광반사는 동공의 이완상태를 관찰하는 4번 뇌신경 평가검사이다.

④ 시야검사는 한점을 응시하고 있을 때 눈이 바라볼 수 있는 범위를 측정하는 것이다.

⑤ 안압검사는 안압계를 사용하여 눈 내부 압력을 검사하는 것으로 백내장 필수 검사이다.

35 투약 전 사정이 필요한 약물과 항목이 옳지 않은 것은?

① Digoxin 투여 전 맥박을 측정한다.

② Morphine 투여 전 호흡수를 측정한다.

③ Propranolol 투여 전 Prothrombin Time 결과를 확인한다.

④ Heparin 투여 전 PTT 결과를 확인한다.

⑤ Insulin 투여 전 혈당을 측정한다.

36 다음 중 의료기관에서 사용하는 약어로 '왼쪽 귀'를 의미하는 것은?

① q   ② A.S

③ A.U   ④ q.o.d

⑤ PRN

37 다음 중 활력징후를 반드시 측정해야 하는 경우에 해당되지 않는 것은?

① 입원 시 기초자료 수집을 위해

② 수혈을 시작하기 전에

③ 침습적인 검사 후에

④ 퇴원을 한 환자의 상태 확인을 하는 경우에

⑤ 환자 상태가 급격히 변하는 경우에

38 결장암을 진단받은 56세 남성 대상자는 종양이 장의 근육층까지 침범하였고 1개의 국소 림프절 전이가 있으며 원격 장기 전이는 없는 상태이다. 이 남성의 TNM분류에 따른 병기는?

① T1N0M0

② T2N1M0

③ T2N1M1

④ T3N0M1

⑤ T3N1M0

39 근육주사 부위의 특징으로 옳지 않은 것은?

① 둔부의 복면부위는 가장 안전한 부위이다.

② 둔부의 복면부위는 자극적인 약물을 투여하는 부위이다.

③ 대퇴직근은 혼자 주사할 수 있는 부위이다.

④ 삼각근은 영아의 근육주사 부위로 주로 이용된다.

⑤ 삼각근은 약물의 흡수 속도가 근육주사 부위 중 가장 빠르다.

40 페니실린 처방이 내려진 환자에게 주사를 놓는 방법으로 올바른 것은?

① 주사 후에 주사부위를 문지른다.

② 페니실린계 약물 주입 시 Z-Track으로 주사한다.

③ 주사부위보다 15 ~ 20cm 위에 주사한다.

④ 정맥을 고정시키고 30 ~ 45도로 주사를 삽입한다.

⑤ 약물을 서서히 주입하고 바늘을 천천히 제거한다.

41 후두염 환자에게 5-Fu, Cytoxin을 투여할 때 대표적으로 나타나는 부작용은?

① 당뇨

② 고혈압

③ 오심, 구토

④ 혈소판 증가

⑤ 백혈구 증가

42 오심 및 구토를 호소하며 기면 증상이 나타나는 환자의 ABGA검사 측정결과의 수치가 pH 7.9, HCO_3^- 29mEq/L, $PaCO_2$ 80mmHg인 경우 의미하는 것은?

① 호흡성 알칼리증

② 호흡성 산증

③ 대사성 알칼리증

④ 대사성 산증

⑤ 중증 저산소혈증

43 위관 삽입 시 위관 튜브의 위치가 알맞게 들어간 경우는?

① 주사기로 위 내용물을 흡인했을 시 위액이 나오지 않는다.

② pH 테스트 종이 위에 주사기로 흡인한 내용물을 떨어뜨릴 때 결과가 pH 7이다.

③ pH 테스트 종이 위에 주사기로 흡인한 내용물을 떨어뜨릴 때 결과가 pH 2이다.

④ 검상돌기에 청진기를 대고 주사기로 공기를 주입하면 소리가 나지 않는다.

⑤ 하복부에 청진기를 대고 주사기로 공기를 주입하면 소리가 난다.

44 대장의 폴립, 종양, 게실 등을 발견할 수 있는 대장조영 촬영을 위해 사용하는 관장 방법은?

① 영양관장

② 구충관장

③ 구풍관장

④ 바륨관장

⑤ 기름-정체 관장

45 수면을 증진시키는 호르몬으로 옳은 것은?

① 노르에피네프린

② 아세틸콜린

③ 멜라토닌

④ 도파민

⑤ 코티졸

46 격리에 대한 설명으로 옳은 것은?

① 민감한 환자를 외부 균으로부터 보호하는 것이다.

② 호중구 감소증으로 ANC가 500/mm^{3}이하인 환자를 간호할 때 적용한다.

③ 신장이식 환자를 간호할 때 적용한다.

④ 내과적 무균법이 이에 속한다.

⑤ 노로바이러스 감염 환자를 간호할 때 적용한다.

47 호흡이 비정상적으로 깊고 규칙적이며 호흡수가 증가하는 호흡으로, 당뇨성 케톤산증 환자에게 나타나는 호흡 양상은?

① 무호흡

② 좌위호흡

③ 체인-스토크 호흡

④ 쿠스말호흡

⑤ 비오트호흡

48 발열 대상자의 단계별 간호 중재로 옳지 않은 것은?

① 오한기의 증상은 오한, 피부 창백과 냉기, 소름 등이다.

② 오한기에는 담요를 덮어주고, 수분 섭취를 증가하도록 한다.

③ 발열기의 증상은 갈증, 근육통, 무기력, 기면상태 등이다.

④ 발열기에는 차가운 물로 목욕하도록 하며 수분 섭취를 제한시킨다.

⑤ 해열기에는 심한 발한, 탈수, 피부상기등의 증상이 나타난다.

49 석고붕대나 견인으로 부동 상태 대상자에게 다리의 근력을 유지시켜 주기 위해 가장 권장해야 하는 운동은?

① 등속성 운동

② 등장성 운동

③ 등척성 운동

④ 수동 운동

⑤ 능동 운동

50 욕창에 대한 설명으로 옳지 않은 것은?

① 욕창이 가장 많이 발생하는 부위는 대전자(trochanter)와 발뒤꿈치(heel)이다.

② 욕창 진행의 첫 번째 증상은 압력 받은 부위의 피부가 창백해지는 것이다.

③ 낮은 압력에 장기간 노출되는 것보다 높은 압력에 단기간 노출되는 경우에 욕창 발생 위험이 더 높다.

④ 압력은 중력에 의해 피부에 영향을 주는 수직적인 힘이다.

⑤ 전단력은 압력과 마찰력이 합쳐진 물리적인 힘이다.

1	①	②	③	④	⑤
2	①	②	③	④	⑤
3	①	②	③	④	⑤
4	①	②	③	④	⑤
5	①	②	③	④	⑤
6	①	②	③	④	⑤
7	①	②	③	④	⑤
8	①	②	③	④	⑤
9	①	②	③	④	⑤
10	①	②	③	④	⑤
11	①	②	③	④	⑤
12	①	②	③	④	⑤
13	①	②	③	④	⑤
14	①	②	③	④	⑤
15	①	②	③	④	⑤
16	①	②	③	④	⑤
17	①	②	③	④	⑤
18	①	②	③	④	⑤
19	①	②	③	④	⑤
20	①	②	③	④	⑤
21	①	②	③	④	⑤
22	①	②	③	④	⑤
23	①	②	③	④	⑤
24	①	②	③	④	⑤
25	①	②	③	④	⑤

26	①	②	③	④	⑤
27	①	②	③	④	⑤
28	①	②	③	④	⑤
29	①	②	③	④	⑤
30	①	②	③	④	⑤
31	①	②	③	④	⑤
32	①	②	③	④	⑤
33	①	②	③	④	⑤
34	①	②	③	④	⑤
35	①	②	③	④	⑤
36	①	②	③	④	⑤
37	①	②	③	④	⑤
38	①	②	③	④	⑤
39	①	②	③	④	⑤
40	①	②	③	④	⑤
41	①	②	③	④	⑤
42	①	②	③	④	⑤
43	①	②	③	④	⑤
44	①	②	③	④	⑤
45	①	②	③	④	⑤
46	①	②	③	④	⑤
47	①	②	③	④	⑤
48	①	②	③	④	⑤
49	①	②	③	④	⑤
50	①	②	③	④	⑤

생년월일 숫자 기입란:

⓪	⓪	⓪	⓪	⓪	⓪	⓪	⓪
①	①	①	①	①	①	①	①
②	②	②	②	②	②	②	②
③	③	③	③	③	③	③	③
④	④	④	④	④	④	④	④
⑤	⑤	⑤	⑤	⑤	⑤	⑤	⑤
⑥	⑥	⑥	⑥	⑥	⑥	⑥	⑥
⑦	⑦	⑦	⑦	⑦	⑦	⑦	⑦
⑧	⑧	⑧	⑧	⑧	⑧	⑧	⑧
⑨	⑨	⑨	⑨	⑨	⑨	⑨	⑨

경상국립대학병원

간호직 필기시험 모의고사

- 제 3 회 -

성명		생년월일	
시험시간	50분	문항수	50문항

〈응시 전 주의사항〉

○ 문제지 해당란에 성명과 생년월일을 정확하게 기재하십시오.

○ 기재착오, 누락 등으로 인한 불이익은 응시자 본인의 책임이니 OMR 답안지 작성에 유의하십시오.

○ 필기시험의 만점은 100점으로 합니다.

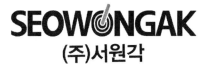

SEOWONGAK
(주)서원각

1 강산성 물질을 섭취한 환자에게 해야 하는 응급처치로 가장 적절한 것은?

① 얼음찜질을 한다.

② 구토제를 투여하여 구토를 유발시킨다.

③ 중화제를 투여한다.

④ 환자를 눕히고 움직임을 최소화하게 한다.

⑤ 물을 마셔 강산성 물질을 중화시킨다.

2 수술실 환경의 멸균상황에 대한 설명으로 옳은 것은?

① 손 소독 후 사용한 장갑을 다시 착용한다.

② 소독간호사는 멸균상황이며 순환간호사는 멸균상황이 아니다.

③ 수술 시 사용하지 않은 소독포는 멸균포에 다시 싸서 사용한다.

④ 멸균 뚜껑은 안쪽 면이 위를 향하게 들고, 아래를 향하게 놓는다.

⑤ 손 소독 후 손은 아래로 내려 물이 팔꿈치에서 손가락으로 흐르게 한다.

3 HIV(Human Immunodeficiency Virus)치료제로 옳지 않은 것은?

① H2 수용체 차단제

② 뉴클레오사이드 역전사효소 억제제

③ 비뉴클레오사이드 역전사효소 억제제

④ 단백분해효소 억제제

⑤ 통합 효소 저해제

4 목발의 보행 방법으로 옳지 않은 것은?

① 4점 보행은 두 다리에 체중을 지탱할 수 있을 때 적용한다.

② 3점 보행은 건강한 한쪽 다리에 전 체중을 지탱하는 방법이다.

③ 2점 보행은 두 다리에 각각 부분적으로 체중을 지탱할 수 있을 때 적용한다.

④ 4점 보행은 기본적이고 가장 안전한 보행이다.

⑤ Swing-To 보행은 두 목발을 함께 전진시킨 후 팔에 체중을 싣고 목발을 통과하여 더 앞으로 몸을 들어 옮기는 보행이다.

5 폐결핵 환자에게 해야 하는 간호교육으로 적절한 것은?

① "활동성 결핵이 지속되는 6개월가량은 외부활동을 하지 않아야 합니다."

② "동거가족은 따로 폐결핵 검사를 하지 않아도 됩니다."

③ "기침을 하지 않는다면 처방된 약의 복용을 중단하세요."

④ "객담이 가장 전염성이 높으므로 기침이나 재채기를 할 때 주의하세요."

⑤ "약제 내성을 줄이기 위해서 항결핵제는 병용하지 않고 단독 복용해야 합니다."

6 통증을 호소하는 급성 심낭염 환자의 통증완화를 위한 간호중재로 옳은 것은?

① 심호흡을 격려한다.
② 똑바로 누운 자세를 유지한다.
③ 기침을 계속 할 수 있게 한다.
④ 바르게 누워 몸을 좌우로 회전한다.
⑤ 상체를 앞으로 굽혀 앉아서 기대게 한다.

7 만성폐쇄성폐질환 환자에게 사용할 산소투여방법으로 옳은 것은?

① Nasal Cannula
② Simple Face Mask
③ Partial Rebreather Masks
④ Oxygen Conserving Cannula
⑤ Venturi Mask

8 문제 중심 기록을 위한 SOAP 형식의 간호과정 서술에 대한 내용으로 옳지 않은 것은?

① S(Subject Data)는 주관적 자료로서 환자의 말을 있는 그대로 기록한 것을 말한다.
② O(Object Data)는 객관적 자료로서 환자가 관찰한 사실을 기록한다.
③ A(Assessment)는 주관적 자료와 객관적 자료를 분석한 후 진단을 내리는 것이다.
④ A(Assessment)는 주관적 자료와 객관적 자료를 분석한 후 대상자의 문제를 나타낸다.
⑤ P(Planning)은 사정에서 제시된 진단을 해결하기 위한 간호중재의 기록이다.

9 목에 이물질이 있는 것 같고 삼킴이 힘들다고 호소하는 후두암 환자에게 가장 우선적으로 시행해야 하는 간호중재로 옳은 것은?

① NPO를 한다.
② 기관절개를 준비한다.
③ 수분섭취를 제한한다.
④ 마약성 진통제를 투여한다.
⑤ 후두경을 통해 흡인해 준다.

10 환자에게 수혈 시 주의해야 할 간호중재 사항으로 옳은 것은?

① 오심, 구토 증상이 나타나면 다른 부위에 수혈을 한다.
② 수혈세트와 24G 바늘을 사용한다.
③ 환자 혈액형과 Rh인자를 확인한다.
④ 용혈반응이 나타나는 즉시 환자 호흡을 보조한다.
⑤ 수혈 교환 시 혈액을 전부 다 사용 후 교환한다.

11 발작환자가 발작을 하는 동안 피부색이 변하는 경우 산소를 제공하는 이유는?

① 대사활동 도움
② 스트레스 회피
③ 신체 손상방지
④ 뇌조직 관류 유지
⑤ 재발 방지

12 간호사는 판막 수술을 한 환자의 말초맥박을 사정하고 있다. 간호사가 환자의 말초맥박을 사정하는 이유는?

① 출혈
② 색전증
③ 심방세동
④ 세균성 감염
⑤ 심인성 쇼크

13 우심도자술의 삽입 부위로 옳은 것은?

① 대퇴정맥
② 대동맥
③ 대퇴동맥
④ 요골동맥
⑤ 요골정맥

14 60세 고혈압 환자에게 수행할 간호로 옳지 않은 것은?

① 저섬유소식이
② 저나트륨식이
③ 유산소 운동
④ 금연
⑤ 안지오텐신 전환효소 억제제 투여

15 Dumping syndrome 예방을 위한 간호중재로 옳은 것은?

① 저지방 식이를 한다.
② 식사 시 또는 식사 중에 물을 섭취한다.
③ 다량씩 자주 섭취한다.
④ 저탄수화물 식이를 한다.
⑤ 식사 후 소화를 위해 걷는다.

16 병원에 내원한 환자가 30분 전부터 복통을 호소해 복막염을 의심하고 있다. 환자에게 확인해야 할 신체증상은?

① 복부 강직
② 장운동 증가
③ 심호흡 증가
④ 복부결절 촉진
⑤ 복부대동맥 청진

17 암 발생의 경고 증상으로 옳은 것은?

① 식욕 증가
② 식사 전후에 졸림
③ 운동 시 맥박 증가
④ 정상적 출혈과 분비물
⑤ 지속적 기침이나 쉰 목소리

18 두부외상으로 응급실에 온 의식손실 환자에게 가장 먼저 취해야 할 간호는?

① 흡인
② 제세동
③ 산소공급
④ 기도개방
⑤ 체위변경

19 침상목욕에 대한 설명으로 옳지 않은 것은?

① 근부위에서 원위부로 문지른다.
② 깨끗한 부분부터 닦은 후 더러운 부분을 씻긴다.
③ 피부에 주름 사이를 꼼꼼하게 닦고 잘 말린다.
④ 씻지 않는 부분은 오한을 예방하기 위해 담요를 덮는다.
⑤ 샤워를 마치고 피부를 건조시켜 준다.

20 추간판 탈출증으로 수술을 받은 환자에게 적용하는 간호 중재로 옳은 것은?

① 압박스타킹을 착용한다.
② 하지에 심한 통증이 있어도 가벼운 산책을 격려한다.
③ 높은 베개를 사용한다.
④ 퇴원 후에도 수영과 같은 운동을 제한한다.
⑤ 수술부위가 부풀어 오른다면 드레싱을 한다.

21 암을 예방하는 식이 습관으로 옳은 것은?

① 고지방식이로 섭취한다.
② 알코올의 제한은 필요하지 않다.
③ 적당량의 비타민 A, C, E를 섭취한다.
④ 뜨겁거나 찬 음식을 교대로 섭취하는 것이 중요하다.
⑤ 훈제요리를 자주 먹을 것을 권장한다.

22 뇌하수체 전엽에서 분비되는 호르몬으로 옳은 것은?

① 인슐린
② 옥시토신
③ 에피네프린
④ 항이뇨 호르몬
⑤ 부신피질 자극 호르몬

23 척추 손상으로 인한 자율신경 반사 이상이 나타날 때의 손상 부위는?

① L1 ~ 2   ② T9 ~ 10
③ T7 이상   ④ L3 이상
⑤ S2 이하

24 지주막하출혈 환자의 재출혈 방지를 위한 간호중재로 옳은 것은?

① 배변완화를 위해 관장을 한다.
② 안정을 위해 과소환기를 시킨다.
③ 재출혈 방지를 위해 아스피린을 투여한다.
④ 두개내압 방지를 위해 침상머리를 낮춘다.
⑤ 절대 침상 안정하고 조용한 환경을 유지한다.

25 의식이 없는 저혈당 환자의 처치 시 간호수행으로 옳은 것은?

① 수분을 공급한다.

② 인슐린을 투여한다.

③ 단백질 투여는 의미가 없다.

④ 지속형 탄수화물을 제공한다.

⑤ 글루카곤을 정맥으로 주입한다.

26 40세 환자가 입원했다. 활력징후 측정 시 체온은 36.5℃, 맥박은 130회, 호흡은 39회, 혈압은 130/90이 나왔다. 의사에게 알려야 하는 사항은?

① 체온, 맥박

② 호흡, 혈압

③ 혈압, 체온

④ 호흡

⑤ 맥박, 호흡

27 장기이식환자의 이식 조직적합성 검사를 시행하고자 한다. 검사항목으로 옳은 것은?

① 전혈 검사

② ANA 검사

③ HLA 검사

④ 혈청단백 검사

⑤ 면역글로불린 검사

28 만성신부전 환자의 신기능 악화가 발생하였을 때 간호중재로 옳은 것은?

① 설사 예방

② 고인산식이

③ 저칼슘식이

④ 고혈압 조절

⑤ 비누 사용

29 류마티스성 관절염 환자의 무릎 관절강 내 스테로이드 주사를 투여하는 이유로 옳은 것은?

① 통증 완화

② 염증 제거

③ 관절강직 예방

④ 관절 운동성 상승

⑤ 심리적 안정 도모

30 척추 협착증 환자의 증상으로 옳은 것은?

① 좌위 시 통증

② 다리 감각 이상

③ 신전 자세에서 증상 개선

④ 구부린 자세 유지 시 통증

⑤ 걸을 때 다리가 무거운 증상 감소

31 퇴행성질환과 특징이 옳지 않은 것은?

① 알츠하이머는 가까운 기억부터 손실된다.

② 다발성경화증은 중추신경계의 만성 퇴행성 질환이다.

③ 헌팅턴 무도병은 도파민이 상대적으로 상승하며 발생한다.

④ 중증 치매는 지남력장애를 동반하며 배회, 야간착란과 같은 행동증상이 나타난다.

⑤ 파킨슨병은 도파민 분비 증가로 떨림이 특징이다.

32 양성전립선비대증이 의심되는 환자에게 일차적으로 시행하는 검사는?

① PSA 검사

② X-ray 검사

③ ABGA 검사

④ 전해질 검사

⑤ 직장수지 검사

33 만성 B형 간염 환자에게 해야 하는 간호중재에 대한 것으로 적절하지 않은 것은?

① 임산부인 경우 출생한 신생아는 즉시 예방접종을 시행한다.

② 금주를 해야 한다.

③ 대사성 합병증을 관리하고 치료한다.

④ 적절한 체중 유지를 할 수 있도록 격려한다.

⑤ HBsAg가 양성인 경우 B형간염 예방접종을 한다.

34 정상 수면은 NREM과 REM수면으로 구성된다. REM수면에 대한 설명으로 옳은 것은?

───── 보기 ─────

㉠ 부교감 신경계가 활발해지면서 체온, 맥박, 호흡, 혈압, 대사율이 감소한다.

㉡ 선명한 꿈을 꾸는 단계이다.

㉢ 성장호르몬이 분비된다.

㉣ 안구 운동 및 뇌파 활동이 활발하다.

① ㉠㉢

② ㉠㉡㉢

③ ㉡㉣

④ ㉡㉢

⑤ ㉠㉢㉣

35 수술 후 간호중재로 옳지 않은 것은?

① 활력징후를 측정한다.

② 수술 5시간 이후 가장 통증이 심하므로 통증자가조절장치(PCA)로 통증을 조절한다.

③ 섭취량과 배설량을 측정하여 수분 – 전해질 균형을 확인한다.

④ 수술 부위에 출혈 징후를 관찰한다.

⑤ 혈전성 정맥염 예방을 위해 조기 이상을 격려한다.

36 눈 질환으로 수술하는 환자에게 필로카르핀을 사용하는 이유는?

① 축동작용

② 수렴작용

③ 통증완화

④ 산동작용

⑤ 혈관수축

37 맥박에 영향을 미치는 요인과 맥박 증감을 연결한 것으로 옳지 않은 것은?

① 100m달리기 직후 맥박이 증가한다.
② 에피네프린 투여 후 맥박이 증가한다.
③ 칼슘차단제 투여 후 맥박이 감소한다.
④ 출혈 환자의 맥박이 감소한다.
⑤ 천식 환자의 맥박이 증가한다.

38 유방암 위험요인으로 옳은 것은?

① 가족력   ② 저지방식이 섭취
③ 초경연령이 늦은 사람   ④ 폐경연령이 이른 사람
⑤ 임신 경험이 있는 사람

39 다음 중 간호평가에 대한 설명으로 옳지 않은 것은?

① 구조 평가 : 제공된 간호 간호환경(의료기관의 조직 특성, 정책, 행정 절차 등)에 초점을 둔다.
② 구조 평가 : 좋은 환경은 간호의 질을 향상시킨다는 근거로 시설과 기구를 평가한다.
③ 과정 평가 : 수행된 간호의 특성과 연속성에 초점을 둔다.
④ 과정 평가 : 간호기록 검토, 대상자 반응 파악, 간호 활동 관찰이 해당된다.
⑤ 결과 평가 : 간호진단, 계획, 수행 및 평가에 관련한 간호의 기대되는 이행수준을 명시한다.

40 암환자의 화학요법에 대한 설명으로 옳은 것은?

① 암 수술 후 화학요법을 적용한다.
② 세포의 DNA와 RNA 합성을 억제한다.
③ 감염증상이 있더라도 화학요법을 진행한다.
④ 화학요법 시 나타나는 부작용은 영구적이다.
⑤ 항암제 사용 시 복합요법보다 단일요법이 효과적이다.

41 다음 중 억제대의 종류와 적응증은?

① 자켓 억제대는 운반차에 이송 시 안전을 위해 적용한다.
② 사지 억제대는 피부 질환이 있는 경우 긁는 행위를 방지하기 위해 적용한다.
③ 벨트 억제대는 신체에 삽입된 기구나 드레싱을 보호하기 위함이다.
④ 전신 억제대는 영아의 머리나 목의 치료 시 몸통의 움직임을 막기 위해 적용한다.
⑤ 사지 억제대는 휠체어에 앉아있는 동안 억제해야 하는 경우 사용한다.

42 중심정맥관 삽입 목적으로 옳지 않은 것은?

① 소량의 수액이나 혈액 공급
② 중심정맥압(CVP) 측정
③ TPN 등의 영양제 주입
④ 항생제 및 항암제 등의 약물 투여
⑤ 검사를 위한 혈액 채혈

43 정맥주사 부작용으로 가장 적절하지 않은 것은?

① 공기색전   ② 정맥염
③ 쇼크   ④ 감염증상
⑤ 신경손상

44 TPN 제공 대상자의 간호에 대한 설명으로 옳지 않은 것은?

① 빨리 투여되지 않도록 철저한 관리가 필요하다.
② TPN 용액을 다른 약물, 혈액과 같은 관으로 투여하면 안 된다.
③ 투여 중단 시 용량을 서서히 감량해서 중단하여야 한다.
④ 감염 예방을 위해 주입용 튜브를 48시간마다 교환해야 한다.
⑤ 혈당 조절에 주의를 기울여야 한다.

45 단순도뇨를 시행하는 상황에 해당하지 않는 것은?

① 장시간 자연배뇨가 불가능할 경우를 위해

② 배뇨 후 잔뇨량을 측정하기 위해

③ 급성 방광팽만의 즉각적인 이완을 위해

④ 무균적인 소변 검사물 수집을 위해

⑤ 무력한 방광을 가진 환자들의 장기간 관리를 위해

46 전파경로별 주의 중에서 분류와 질병이 알맞게 짝지어진 것은?

① 접촉주의 – 수두   ② 공기주의 – 홍역

③ 비말주의 – 결핵   ④ 공기주의 – 디프테리아

⑤ 비말주의 – MRSA

47 다음 영양소의 특징으로 옳은 것은?

① 비타민 K는 적혈구를 형성한다.

② 현미나 보리는 수용성 섬유소에 해당한다.

③ 동물성 식품에 주로 포함된 불포화지방은 혈청 콜레스테롤을 높인다.

④ 티아민은 각기병 예방기능이 있다.

⑤ 피리독신이 주로 포함된 식품원은 살코기이다.

48 혈압 측정 시 발생하는 오류에 대한 설명으로 옳지 않은 것은?

① 커프가 너무 넓은 경우 – 실제보다 혈압이 낮게 측정됨

② 커프를 느슨하게 감은 경우 – 실제보다 혈압이 낮게 측정됨

③ 팔의 위치가 심장보다 낮은 경우 – 실제보다 혈압이 높게 측정됨

④ 식후나 흡연 후 또는 통증이 있는 경우 – 실제보다 혈압이 높게 측정됨

⑤ 재측정을 곧바로 한 경우 – 말초혈관 저항으로 수축기 혈압이 실제보다 높게 측정되거나 이완기 혈압이 낮게 측정됨

49 욕창의 단계별 설명으로 옳지 않은 것은?

① 1단계는 가려움과 통증의 감각이 느껴지며 체위변경을 해주는 것이 중요하다.

② 1단계에서 표피나 진피층의 피부 소실이 관찰될 수 있다.

③ 2단계에서 피부가 벗겨지거나 수포가 발생하고 얇은 패임 등이 보인다.

④ 3단계에서 건막에 가까운 깊은 진피손상과 조직 괴사가 관찰된다.

⑤ 4단계에서 조직의 괴사가 일어나며 냄새나는 분비물이 있고, 표면은 검은 가피를 형성한다.

50 결막염으로 안약을 투약할 때 주의사항으로 적절하지 않은 것은?

① 점적기에 눈이나 다른 물건이 닿지 않도록 주의한다.

② 투약 후 눈동자를 굴려서 점안액이 고르게 퍼질 수 있게 한다.

③ 비루관에 안약이 잘 들어갈 수 있도록 조절하여 투약한다.

④ 콘택트렌즈를 사용하지 않도록 권고한다.

⑤ 안약 투약 전에 녹내장, 백내장이 여부를 확인한다.

1	①	②	③	④	⑤
2	①	②	③	④	⑤
3	①	②	③	④	⑤
4	①	②	③	④	⑤
5	①	②	③	④	⑤
6	①	②	③	④	⑤
7	①	②	③	④	⑤
8	①	②	③	④	⑤
9	①	②	③	④	⑤
10	①	②	③	④	⑤
11	①	②	③	④	⑤
12	①	②	③	④	⑤
13	①	②	③	④	⑤
14	①	②	③	④	⑤
15	①	②	③	④	⑤
16	①	②	③	④	⑤
17	①	②	③	④	⑤
18	①	②	③	④	⑤
19	①	②	③	④	⑤
20	①	②	③	④	⑤
21	①	②	③	④	⑤
22	①	②	③	④	⑤
23	①	②	③	④	⑤
24	①	②	③	④	⑤
25	①	②	③	④	⑤

26	①	②	③	④	⑤
27	①	②	③	④	⑤
28	①	②	③	④	⑤
29	①	②	③	④	⑤
30	①	②	③	④	⑤
31	①	②	③	④	⑤
32	①	②	③	④	⑤
33	①	②	③	④	⑤
34	①	②	③	④	⑤
35	①	②	③	④	⑤
36	①	②	③	④	⑤
37	①	②	③	④	⑤
38	①	②	③	④	⑤
39	①	②	③	④	⑤
40	①	②	③	④	⑤
41	①	②	③	④	⑤
42	①	②	③	④	⑤
43	①	②	③	④	⑤
44	①	②	③	④	⑤
45	①	②	③	④	⑤
46	①	②	③	④	⑤
47	①	②	③	④	⑤
48	①	②	③	④	⑤
49	①	②	③	④	⑤
50	①	②	③	④	⑤

생 년 월 일

⓪	⓪	⓪	⓪	⓪	⓪	⓪	⓪
①	①	①	①	①	①	①	①
②	②	②	②	②	②	②	②
③	③	③	③	③	③	③	③
④	④	④	④	④	④	④	④
⑤	⑤	⑤	⑤	⑤	⑤	⑤	⑤
⑥	⑥	⑥	⑥	⑥	⑥	⑥	⑥
⑦	⑦	⑦	⑦	⑦	⑦	⑦	⑦
⑧	⑧	⑧	⑧	⑧	⑧	⑧	⑧
⑨	⑨	⑨	⑨	⑨	⑨	⑨	⑨

경상국립대학병원
간호직 필기시험

- 정답 및 해설 -

성명			생년월일	
제1회 모의고사	풀이시간	___분 / 50분	정답 문항수	_____문항 / 50문항
제2회 모의고사	풀이시간	___분 / 50분	정답 문항수	_____문항 / 50문항
제3회 모의고사	풀이시간	___분 / 50분	정답 문항수	_____문항 / 50문항

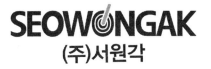

SEOWONGAK
(주)서원각

1

과목	성인간호학	정답	②

허리둘레(복부비만 여부), 혈압, 공복혈당, 중성지방, 고밀도지지단백콜레스테롤(HDL)의 수치가 기준 이상일 경우 대사증후군으로 진단한다. 대사증후군은 뇌졸중, 심근경색, 협심증, 당뇨병, 암, 만성신부전 등이 발생할 위험이 높아진다.

2

과목	기본간호학	정답	②

② 흡수성 폐쇄드레싱으로 삼출물이 젤 형태로 변화하면서 조직을 재생시킨다. 2 ~ 4단계 욕창에 사용한다.

① 배액이 적고 감염으로 괴사된 상처에 사용한다.

③ 삼출액 적은 상처의 1차 드레싱 방법이다.

④ 상처에 수분 제공과 사강을 채워주며, 욕창, 티눈, 수술 상처 등에 사용한다.

⑤ 상처 표면에 수분을 제공하며 삼출물이 되는 상처나 욕창, 티눈 등에 사용한다.

3

과목	기본간호학	정답	②

② 폐쇄형 질문의 장점은 질문과 대답이 효과적으로 통제되며, 환자가 대답하기가 편하다. 또한, 시간 소요가 적으며 환자의 반응을 기록하기가 쉽다. 그리고 면담자가 능숙하지 않아도 수행할 수 있다.

①③④⑤는 개방형 질문의 장점에 해당된다.

4

과목	성인간호학	정답	③

③ 이식거부반응은 세포매개성 반응이며 나머지는 체액성 면역 반응이다.

📋 PLUS TIP **특이적 면역**

㉠ **체액성 면역**: 항원에 대한 항체 생성으로 항원을 무력하게 하는 반응이다.

㉡ **세포매개성 면역**: T세포 자체가 기능하여 항원을 처리하거나 면역반응을 조절하고 대부분 이물질이 세포성 면역반응에 의해 처리된다.

5

과목	성인간호학	정답	⑤

📋 PLUS TIP **급성호흡곤란증후군(ARSD)**

㉠ 본래 폐질환이 없는 상태에서 미만성 폐 손상 후 고탄산혈증 없이 급성 저산소성 호흡부전 증후군이 나타난다.

㉡ 양쪽 폐의 간질세포와 폐포에 침윤이 나타난다.

㉢ 동맥혈가스검사 시 PaO_2는 감소하고 $PaCO_2$는 증가한다.

㉣ 무호흡환자의 경우 환기 불가능으로 인해 기관내삽관을 시행하여 인공호흡기 적용으로 환기를 증진한다.

정답 및 해설

<table>
<tr><td>6</td><td>과목</td><td>성인간호학</td><td>정답</td><td>③</td></tr>
</table>

결핵은 1차 감염부위에서 건락화 현상으로 치즈 같은 형태가 발견된다. 이러한 물질은 기관지를 통해 기침으로 배출된다. 후에 결핵 감염 부위는 석회화되며 치유되는데 이러한 반흔은 X선 상에서 발견된다. 결핵은 섬유화와 석회화를 통해 치료과정을 거치게 된다.

<table>
<tr><td>7</td><td>과목</td><td>성인간호학</td><td>정답</td><td>③</td></tr>
</table>

③ Cr 0.4 ~ 1.2 mg/dl
① Hb 14 ~ 18 g/dl
② PLT 15 ~ 40만 $/mm^3$
④ K^+ 3.5 ~ 5.5 mL/dl
⑤ WBC 5,000 ~ 10,000 $/mm^3$

<table>
<tr><td>8</td><td>과목</td><td>성인간호학</td><td>정답</td><td>①</td></tr>
</table>

① 혈전이나 색전 발생으로 사망까지 이를 수 있다.

PLUS TIP 다혈구증(다혈구혈증)

㉠ 적혈구가 증가하는 골수질환이다.
㉡ 백혈구 증가증, 혈소판 증가증을 동반한다.
㉢ 혈액점도 상승과 혈소판 장애로 혈전, 색전이 생성된다.

<table>
<tr><td>9</td><td>과목</td><td>성인간호학</td><td>정답</td><td>③</td></tr>
</table>

③ 심박출량 = 1회 박동량 × 심박동수

PLUS TIP 심박출량

㉠ 심박출량 = 1회 박동량 × 심박동수이다.
㉡ 심박출량은 심박동수, 심장수축력, 정맥환류량에 영향을 받는다.

<table>
<tr><td>10</td><td>과목</td><td>기본간호학</td><td>정답</td><td>②</td></tr>
</table>

② 투베르쿨린 반응검사는 피내주사로 하며 흡수가 가장 느리다.

PLUS TIP 투베르쿨린 반응검사 피내주사 주사방법

㉠ 1mL 주사기에 0.9mL의 증류수와 처방된 주사약 0.1mL를 뽑아 희석하여 0.1 ~ 0.3mL 약물 준비한다.
㉡ 주사부위 선택 후, 주사부위 안팎 5cm를 둥글게 소독한다.
㉢ 주사침의 사면이 위로 오도록 한 후, 약 15도의 각도로 2mm정도 진피층으로 주사침을 밀어 넣는다.
㉣ 표피 아래 3 ~ 4mm 크기의 작은 물집이 형성되게 하고 약물을 주입한다.
㉤ 재빨리 주사침을 제거하고 주사부위를 문지르지 않는다.
㉥ 낭포의 둘레를 표시하고 주사약명과 시간을 기록한다.
㉦ 48 ~ 72시간 후 확인한다.

11

과목	성인간호학	정답	②

① 하지로 가는 말초혈관이 좁아지거나 막히게 되는 경우 가장 먼저 나타나는 증상이다.

③④ 증상이 악화되어 혈액순환이 원활하지 않아서 피부가 차가워진다. 또한 상처가 잘 생기고 상처가 잘 낫지 않는다.

⑤ 다리를 올리고 있는 것보다 내리고 있을 때 혈액순환이 원활하게 되기 때문이다.

PLUS TIP 폐쇄성죽상동맥경화증

동맥에 내막이 손상되면서 죽종이 형성되어 증식하면서 섬유화가 진행된다. 이때 혈관이 탄력이 떨어지고 석회가 혈관에 침착되는 증상도 나타난다. 혈관이 노화하면서 말초로 향하는 혈액순환에 장애가 발생한 것이다.

12

과목	성인간호학	정답	②

② 위내시경 검사는 눈으로 직접 볼 수 있기 때문에 다른 방사선 검사보다 정확하지만 상부위장관 출혈 환자나 식도게실 환자는 천공의 위험이 있기 때문에 금기이다.

① 바륨을 삼켜 게실의 위치를 확인하고 진단한다.

③ 흉부 X - 선 검사를 통해 종양이나 폐색, 가스 축적 및 협착을 진단한다.

④ 자기장을 이용한 자기공명영상 검사를 통해 횡단적 영상을 만들어 비정상 조직을 진단한다.

⑤ 전신화 단층 촬영의 조직 밀도차를 이용하여 낭종이나 염증성 병소를 구분한다.

13

과목	기본간호학	정답	④

④ Bernstein 검사 : 산 관류 검사로 산이 식도점막을 통과할 때 흉통이 유발되는지 확인하는 검사로 위식도역류질환에 시행된다.

PLUS TIP 만성위염

증상이 다양하고 애매하기에 많은 진단 검사가 요구되는데, H.pylori 감염검사, 헤모글로빈, 헤마토크릿, 적혈구 수치, 염산과 펩신분비 검사, 혈청 비타민 B12 수치검사, 위내시경, 조직생검이 시행된다.

14

과목	성인간호학	정답	②

② 알코올이 티아민의 흡수와 대사를 방해하면서 장기간 알코올에 중독된 환자에게 결핍되어 나타난다.

15

과목	기본간호학	정답	④

④ 7.35보다 낮은 pH, 정상치보다 높은 $PaCO_2$, 정상 범위의 HCO_3^-로 호흡성 산독증이다. 호흡성 산독증 환자 간호중재 시 환자에게 Pursed Lip Breathing을 교육하여 호흡조절 하도록 한다.

② 수분섭취를 증가시킨다.

③ 복식호흡을 통해 가로막 사용을 회복할 수 있도록 한다.

⑤ 비강캐뉼라를 통해 낮은 농도의 산소를 공급한다.

PLUS TIP 동맥혈 가스분석 결과 정상치

㉠ pH : 7.35 ~ 7.45

㉡ PaO_2 : 80 ~ 100mmHg

㉢ $PaCO_2$: 35 ~ 45mmHg

㉣ HCO_3^- : 22 ~ 26mmHg

16 | 과목 | 성인간호학 | 정답 | ① |

② 검사 전 적어도 6시간 이상 금식한다.

③ 간 생검 후 좌측위를 취한다.

④ 호기 시 5 ~ 10초 동안 숨을 멈추고 생검 바늘을 삽입한다.

⑤ 검사 후 활력징후는 2시간 동안 15분마다, 다음 2시간 동안 30분마다, 다음 4시간 동안 1시간마다 측정한다.

17 | 과목 | 성인간호학 | 정답 | ④ |

① 피막이 거의 존재하지 않는다.

② 증식 속도가 빠르다.

③ 병변의 경계가 불분명하다.

⑤ 미분화된 세포가 대부분이다.

📋PLUS TIP 악성 종양

㉠ 대부분 미분화된 세포이다.

㉡ 빠른 세포분열로 성장 속도가 빠르다.

㉢ 충분하지 못한 세포질 성장으로 핵이 비교적 크다.

㉣ 피막은 거의 존재하지 않으며 주의 조직으로의 침윤이나 전이가 쉽게 일어난다.

㉤ 정확한 암부위의 절제 어려움으로 근치적 절제술을 시행한다.

18 | 과목 | 성인간호학 | 정답 | ① |

② 피부에 표시된 그림은 지워지지 않도록 주의한다.

③ 처방되지 않은 로션이나 파우더 등을 사용하지 않는다.

④ 치료부위는 물로만 닦고 비누는 사용하지 않는다.

⑤ 치료부위에 직접적으로 햇빛에 노출시키거나 찬바람을 쐬지 않도록 한다.

19 | 과목 | 성인간호학 | 정답 | ⑤ |

⑤ 반혼수 : 깊은 졸음 상태로 고통스러운 자극을 주면 어느 정도 피하려는 반응을 보인다.

① 각성 : 정상적인 의식상태이다.

② 기면 : 졸음이 오는 상태로 자극에 대한 반응이 느리고 불완전하다.

③ 혼미 : 계속적인 강력한 자극에 반응한다.

④ 혼수 : 모든 자극에 반응이 없다.

20 | 과목 | 성인간호학 | 정답 | ④ |

④ 심장에 부담을 줄 수 있는 고강도의 운동보다는 저강도의 운동을 하는 것이 좋다.

① 전부하를 늘리는 것으로, 심장에 유입되는 혈액량을 증가시켜서 심박출량을 높인다.

② 후부하 경감을 하여 심장부담을 낮춘다.

⑤ 심장에 부담을 적게 하기 위함이다.

21 | 과목 | 성인간호학 | 정답 | ① |

② 기도 유지를 위해 목의 심한 굴곡을 피한다.

③ 기침으로 인한 두개내압을 상승을 예방한다.

④ 통증 시 비마약성 진통제를 투여한다.

⑤ 두통에 얼음주머니를 제공한다.

📋PLUS TIP 머리 수술 환자 간호

㉠ 두개내압 하강증진
- 침상머리를 30° 상승시킨다.
- 두뇌활동을 최소화하고 정상체온을 유지한다.
- 기침과 구토를 예방한다.

㉡ 기도유지
- 목의 심한 굴곡을 피한다.
- 분비물 흡인을 방지한다.
- 측위를 취해준다.

ⓒ 안위증진

- 조기이상을 격려한다.
- 두통 호소 시 얼음주머니를 적용한다.
- 비마약성 진통제를 사용한다.

ⓔ 신경학적 상태 사정

- 운동능력, 의식수준, 지남력, 동공을 사정한다.

22

과목	성인간호학	정답	⑤

⑤ 기도 확보를 위해 측위를 취하거나 고개를 옆으로 돌려준다.

PLUS TIP 간질환자 간호

㉠ 기도 유지와 손상 예방이 중요하다.

㉡ 경련을 하는 동안 억제대로 환자를 묶지 않는다.

㉢ 의복을 느슨하게 풀고 측위를 취해 분비물 흡인을 막는다.

㉣ 경련이 이미 시작된 이후에는 입을 억지로 벌리지 않는다.

㉤ 주변의 위험한 물건을 치운다.

23

과목	성인간호학	정답	③

③ 인슐린 저혈당증으로 인한 저혈당 쇼크로 인슐린 과다투여 등과 같은 부적절 인슐린 투여로 나타날 수 있다.

PLUS TIP 인슐린 저혈당증

㉠ 공복 시 인슐린 투여, 인슐린 과다투여 등 부적절한 인슐린 투여로 나타난다.

㉡ 빈맥, 발한, 창백, 입 주변 무감각, 혼돈 증상이 나타나며, 악화 시 의식을 상실하게 된다.

24

과목	성인간호학	정답	②

② 면역기능 저하로 인한 감염예방과 상기도 감염 예방, 외상방지, 구강간호, 무균술 적용 등의 간호를 적용한다.

PLUS TIP Cushing's Syndrome

㉠ 부신피질호르몬 중 글루코코르티코이드의 과잉 분비로 인한 질환이다.

㉡ 코르티솔은 부신피질에서 분비되고 그 분비조절은 뇌하수체 전엽에서 분비되는 ACTH에 의해 이루어진다.

㉢ ACTH의 과잉분비가 코르티솔의 과잉분비를 일으키는 원인(속발성)이 되기도 하고, 부신피질 자체가 자율적으로 코르티솔의 과잉분비를 일으키는 경우(원발성)도 있다.

㉣ 코르티솔의 과잉증상

- 비만
- 당뇨병
- 적색피부선조, 근력저하
- 출혈성 소인, 부종
- 고혈압
- 뼈엉성증
- 정신장애
- 감염성 증가
- 생식샘 기능의 저하
- 들소형 육봉

25

과목	성인간호학	정답	①

② 당과 단백은 검출되지 않는다.

③ 하루 배설량은 1.2 ~ 1.8L 이다.

④ 색은 미색이거나 호박색이며 투명하다.

⑤ 크레아티닌 청소율은 60 ~ 120mL/min이 정상이다.

PLUS TIP 정상 소변의 특성

㉠ 산도 : 4.6

㉡ 비중 : 1.005 ~ 1.025

㉢ 당, 케톤, 단백질, 빌리루빈, 세균 : 미검출

㉣ 적혈구 : 0 ~ 3

㉤ 백혈구 : 0 ~ 4

㉥ 1회 배설량 : 400mL

26

과목	성인간호학	정답	③

① 고장액을 사용한다.

② 투석 시행 전 체중을 측정한다.

④ 투석액 투입 중에는 반좌위를 유지하고, 투입 후는 좌우로 돌려 눕는다.

⑤ 복막투석을 위한 도관 삽입 시 상처치유를 위해 5 ~ 7일 이후 사용 가능하다.

27

과목	성인간호학	정답	②

① 아무런 반응이 없는 것은 0점(Zero)이다.

③ 중력에 대항한 능동적 관절운동이 가능한 것은 3점(Fair)이다.

④ 중력제거 상태에서 능동적 정상 관절운동이 가능한 것은 2점(Poor)이다.

⑤ 중력과 약간의 저항에 대한 능동적 관절운동이 가능한 것은 4점(Good)이다.

PLUS TIP 하지 근력 검사

㉠ 0점(Zero) : 근 수축력을 볼 수 없고 만질 수 없다.

㉡ 1점(Tero) : 근 수축력은 가능하지만 능동적 관절운동은 볼 수 없다.

㉢ 2점(Poor) : 중력이 제거된 상태에서 능동적 정상 관절운동이 가능하다.

㉣ 3점(Fair) : 중력에 대항한 능동적 관절운동이 가능하다.

㉤ 4점(Good) : 중력과 약간의 저항에 대항한 능동적 관절운동이 가능하다.

㉥ 5점(Normal) : 중력과 충분한 저항에 대항한 능동적 관절운동이 가능하다.

28

과목	기본간호학	정답	③

①② 는 폐쇄배액법이다.

PLUS TIP 개방배액법

Penrose Drain을 통해 배액을 시키는 방법이다. 상처부위의 옆쪽을 절개하여 배액관을 삽입한 후 배액관의 끝 부분을 안전핀이나 클립으로 고정하여 배액관이 상처 쪽으로 들어가는 것을 방지하는 배액법이다.

정답 및 해설

29 | 과목 | 성인간호학 | 정답 | ② |

① 누울 때는 앙와위나 측위를 취하고 슬관절과 고관절을 약간 굴곡한다.
③ 푹신한 침구보다 단단한 침구를 사용한다.
④ 물건을 들 경우 고관절과 무릎을 굽히고 몸체 가까이 물건을 대고 들어올린다.
⑤ 서서 일할 때에는 한쪽 다리를 발판에 올린다.

30 | 과목 | 성인간호학 | 정답 | ⑤ |

① 계면활성제 성분이 있어 자극적인 알칼리성 질 세척제는 질을 건조하게 하고 질염을 유발할 위험이 높다.
② 서늘한 붕산수로 습포를 적용한다.
③ 조이는 의복 착용은 증상을 더욱 악화시킨다.
④ 폐경으로 발생하는 점막 건조에는 에스트로겐을 투여한다.

PLUS TIP 외음부 소양증 환자 간호

㉠ 항문과 질의 청결을 유지한다.
㉡ 서늘한 붕산수로 습포를 적용한다.
㉢ 폐경으로 인한 점막 건조에는 에스트로겐을, 알레르기로 인한 소양증에는 항히스타민제를 투여한다.
㉣ 저자극성 비누를 사용한다.
㉤ 조이는 의복은 착용하지 않는다.

31 | 과목 | 성인간호학 | 정답 | ④ |

④ **단순포진**: 후근신경절에 잠재해 있다 외상, 피로, 스트레스 등에 의해 재발하며 수포를 형성하고 서혜부 림프절 종창이 발생한다.
① **임질**: 임균에 의해 발생하는 성병으로 성기 점막에 감염되어 화농성 염증을 일으킨다.
② **매독**: 매독균에 의한 신체 전반에 걸친 감염 증상이 나타나는 염증성 질환이다.
③ **트라코마**: 클라미디아로 일어나는 결막의 접촉 감염병이다.
⑤ **클라미디아**: 클라미디아 트라코마티스 세균에 감염되어 발생하는 성 매개성 질환으로 여성은 자궁경부염의 형태로 나타나고 남성에서는 비임균성 요도염으로 나타난다.

32 | 과목 | 성인간호학 | 정답 | ③ |

깔개는 미끄러질 수 있어 금지한다. 척추소주골 내 무기질이 손실되며 요통이 유발될 수 있다. 허리 근육보다 하지 근육을 이용하도록 교육한다. 노년기에는 슬관절 활막이 섬유화되기 때문에 굽이 높은 신발은 피하고, 추간판 탈수로 짧아진 추간판에 대비하기 위해 걷기, 수영 등 중강도 운동을 권장한다.

33

과목	성인간호학	정답	③

③ Caloric Test : 전정기능 검사로 외이도에 찬물이나 체온보다 따뜻한 물을 주입하면 내림프에 생긴 유동으로 촉발되는 온도 안진 정동에 따라 전정의 기능을 확인하는 검사이다.

①②④ 청력검사이다.

⑤ Transillumination Test : 불을 끄고 병변에 빛을 쏘아 투과 되는지 확인하는 검사이다.

ⓔ **중재 실행 가능성** : 간호중재는 다른 중재들과 상호작용한다. 비용을 고려 시 임상적 효과도 함께 고려해야 하며 시간 고려 시 인적자원도 고려해야 되는 경우가 이에 해당한다.

ⓜ **대상자의 수용 가능성** : 대상자의 목표와 건강가치, 문화와 일치해야 한다. 대상자의 동의에 따라 선택을 증진시킬 수 있어야 한다.

ⓑ **간호사의 역량** : 중재를 수행할 준비가 되어 있어야 한다. 중재 수행에 대한 근거를 알고 필요한 기술을 가지고 있어야 한다.

34

과목	기본간호학	정답	③

비용과 임상효과는 함께 고려해야 할 사항이다.

PLUS TIP 간호중재 선택 시 고려사항

㉠ **간호진단의 특징** : 간호중재는 진단명과 관련된 원인을 변화시킬 수 있어야 한다. 원인 요소가 변할 수 없다면, 직접적인 중재는 증상 및 징후를 관리해야 한다. '위험'을 진단할 시에는 위험요소를 변화 또는 제거할 중재를 선택한다. 예를 들면, 암 진단을 선고 받아 불안해하는 환자에게 '예상되는 고통으로 인한 죽음 불안'을 간호진단으로 내렸다면 관련된 원인인 고통을 제거 또는 변화시킬 수 있어야 한다. 그렇기에 중재로 불안 경감을 위한 증상완화 치료와 심상요법, 수동적 이완운동 교육을 진행할 수 있다.

㉡ **기대결과** : 중재로 인한 기대결과를 구체화하고, 기대결과가 합당한지 확인한다. 이때, 간호결과 분류체계(NOC)를 사용한다.

㉢ **근거기반** : 근거 마련을 위해 연구결과를 활용하여 불가할 시 과학적 원리나 전문가 의견을 활용한다.

35

과목	기본간호학	정답	⑤

직접간호에는 교육, 상담, 일상생활 활동, 응급대처, 부작용 예방과 관리, 도구적 일상생활활동, 신체적 간호, 예방조치 등이 포함된다. 간접간호는 직접간호의 효과를 지지해주는 간호이다. 기록, 환경관리, 컴퓨터작업, 인수인계, 검사물관리 등이 해당된다.

36

과목	기본간호학	정답	⑤

⑤ 열 요법의 적응증은 월경통, 요통, 국소농양, 퇴행성 관절질환 등이 있다.

①②③④는 열요법의 금기증이다.

37

과목	기본간호학	정답	④

④ 수술 후 부동은 혈류를 느리게 하고 혈전생성을 증가시키므로 정맥귀환량을 증진시키기 위해서 운동을 격려한다.

38

과목	성인간호학	정답	⑤

① 혈압 증가
② 부종 발생
③ 소변량 감소
④ 나트륨의 배설 감소

📰**PLUS TIP** Renin – Angiotensin 기전

신장 허혈 발생→Renin – Angiotensin계 활동→염분, 수분 재흡수→소변량과 나트륨 배설 감소→혈관 수축 증진과 염분, 수분정체로 인한 부종→혈압, 혈액량 증가

39

과목	기본간호학	정답	⑤

⑤ 간생검 : 간 장애를 진단하기 위해 실시하며, 삽입할 때 소량의 멸균생리식염수를 주입한다. 간 생검 후 생검 부위 압박을 위해 검사부위가 아래로 향하게 한다.
① 요추천자 : 압력 측정, 척수 약물 주입, 뇌척수액 추출, X – 선 촬영을 위한 염료 주입 등을 위해 시행한다. 혈액 박테리아, 포도당이나 단백질의 양, 악성세포 유무 등을 검사한다. 검사 후 두통을 예방하기 위해 가능하다면 베개 없이 배횡와위로 눕힌다.

② 복부천자 : 검체 수집 및 과도한 체액으로 인한 복부 장기의 압박을 경감시키기 위해 수행한다. 저혈량성 쇼크를 예방하기 위해 천천히 복수를 제거하며 저혈량 징후를 확인한다.
③ 흉강천자 : 과도한 늑막액이나 기흉이 있는 경우 수행한다. 자세로는 팔을 머리 위로 하여 앉는 자세나 앞으로 베개에 기대는 체위가 있다.
④ 골수생검 : 골수의 조혈작용을 평가하기 위해 시행하며, 검사 후 천자부위를 즉시 모래주머니로 압박한다.

40

과목	기본간호학	정답	①

① 침대 높이를 낮추어 낙상을 예방한다.

41

과목	기본간호학	정답	④

📰**PLUS TIP** 임종환자의 신체적 징후

㉠ 근긴장도 상실 : 대화 곤란, 안면근의 이완, 신체 움직임 감소, 괄약근 조절 감소로 요실금 및 요실변
㉡ 순환속도 저하 : 발에서 시작되어 손, 귀, 코 순서로 피부가 차가워짐, 약하고 느려진 맥박
㉢ 혈압 하강, 빠르고 얕으며 불규칙적인 호흡(체인-스토크 호흡)
㉣ 흐려진 시각, 미각, 후각, 청각 상실

42

과목	기본간호학	정답	①

욕창의 고위험에는 체중 감소, 비정상적인 임상결과 (WBC, Hb/Hct, 혈청 알부민, 혈청 단백질 등), 체액 불균형, 감각 이상, 마비, 부동 등이 있다.

PLUS TIP 욕창

특정한 부위에 지속적인 압력이 가해져 장기간의 압박이 혈액순환 장애를 일으켜 국소적 조직 괴사, 궤양이 유발된 것이다. 호발 부위는 천골, 대전자, 척추극상돌기, 무릎, 복사뼈 등이 있다. 원인으로는 부동, 감각 이상, 마비 등으로 인한 압력 그리고 체중 감소, 영양 부족 및 습기 등이 있다. 2 ~ 3시간마다 체위 변경을 시행하여야 하며 올바른 신체 선열을 유지한다.

43

과목	기본간호학	정답	④

관절범위 운동을 시행하는 목적은 관절이 굳지 않도록 관절의 기능을 향상시키고, 근위축을 예방하며 근력을 유지시키기 위함이다. 또한, 장시간 부동으로 인한 합병증 예방과 보행 준비를 위해 시행한다.

44

과목	기본간호학	정답	②

신생아는 액와 및 고막 체온이 가장 안전하며 영아는 주변 환경의 미세한 온도 변화에 민감하다. 노인은 비정상적인 혈관 수축반응 및 오한 불능으로 저체온의 위험성이 크다. 모든 사람의 정상 체온 범위는 다르며 어린이의 액와 체온 측정 시 팔을 지지한다.

45

과목	기본간호학	정답	③

신체검진 시에는 '시진 → 촉진 → 타진 → 청진' 순서로 진행하지만 복부 사정할 때는 '시진 → 청진 → 타진 → 촉진' 순으로 한다.

46

과목	기본간호학	정답	⑤

⑤ 비말주의는 5㎛ 초과하는 전파되는 병원균 차단, 질병이 있거나 의심되는 대상자에게 적용하는 격리예방지침이다.

47

과목	기본간호학	정답	②

② 도뇨관 소변주머니는 항상 방광보다 낮게 유지해야 한다.

48

과목	기본간호학	정답	③

③ 액체의 산도가 pH 0 ~ 4일 경우 위액의 산도이
다. pH 7이상일 경우 호흡기 또는 소장 내에 위
치하는 것으로 튜브를 제거해야 한다.

49

과목	성인간호학	정답	②

① 무호흡(apnea)

③ 쿠스말 호흡(kussmaul 호흡)

④ 지속흡입(apneusis)

⑤ Biot's 호흡

50

과목	성인간호학	정답	⑤

⑤ 손목에 근접한 요골에서 골절이 일어나는 Colles 골
절이다.

1

과목	성인간호학	정답	②

다발성 손상 환자 응급간호 순서는 '의식상태 사정 → 기도개방 유지 → 호흡, 출혈, 쇼크증상 사정 → 정맥확보 및 수액주입 → 후송 중 심전도 및 환부 고정상태 관찰'의 순으로 시행한다.

2

과목	기본간호학	정답	②

② 의자에 앉을 때에는 몸을 90도 이상 구부리면 안 된다.

3

과목	성인간호학	정답	④

① 호흡증진을 위한 심호흡을 격려한다.
② 기도 유지와 가스교환 증진을 위해 반좌위를 취해준다.
③ 수술 후 출혈이나 피하기종 등의 합병증을 관찰하고 예방한다.
⑤ 퇴원 후 활동이 가능한 범위 정도만 활동하고 휴식을 취한다.

4

과목	성인간호학	정답	②

② IgE는 즉시형 과민반응으로 알레르기 반응을 일으키고 호염기구를 활성화 시킨다.

5

과목	성인간호학	정답	③

① 저환기
②⑤ 호흡성 보상기전 억제
④ 고탄산혈증

PLUS TIP COPD 환자 산소공급

㉠ 만성적 고탄산혈증 적응 상태
㉡ 산소요구도에 따른 호흡 자극
㉢ 비강캐뉼라를 통한 1 ~ 2L/min 저농도 산소 투여
㉣ 고농도 산소 투여 시 호흡성 보상기전 억제 → 이산화탄소 중독 → 저환기 → 혼수나 사망 초래

6

과목	성인간호학	정답	②

② 실내 습도를 높여 수화를 돕는다. 또한, 금기가 아닌 경우에는 하루 물 8 ~ 10잔을 마시도록 돕는다.
①③ 기관지 분비물이 있는지 확인하고 체위배액과 흉부 물리치료를 통해 분비물 이동을 돕는다.
④ 횡격막 호흡과 입술 오므리기 호흡법을 권장하고 빠르고 얕은 호흡을 피하도록 교육한다. 입술 오므리기 호흡법은 호기를 길게 하여 세기관지 허탈을 방지한다. 중증환자에게는 호흡 시 에너지 소모가 증가될 위험이 있는 횡격막 호흡은 자제한다.
⑤ 호흡근육 강도를 유지하기 위해 고단백의 음식을 섭취하도록 권장한다.

7

과목	기본간호학	정답	②

② 괴사조직이 있는 상처, 감염된 상처 및 3도 화상은 하이드로젤 드레싱을 적용한다.

①③ 1단계 욕창 및 1도 화상은 투명 필름 드레싱을 적용한다.

④⑤ 출혈이 있는 상처 및 삼출물이 있는 상처는 칼슘 알지네이트 드레싱을 적용한다.

8

과목	성인간호학	정답	②

② 호중구 확인 후 절대호중구수를 계산하여 면역상태를 평가한다.

PLUS TIP 호중구감소증

㉠ 백혈구의 분류를 보면 호중구, 호산구, 호염기구, 림프구 등으로 나뉘어져 있다. 그 중에서 세균과 싸우는 호중구는 골수에서 생성되고 백혈구의 60 ~ 70를 차지한다.

㉡ **호중구감소** : 말초혈액 백혈구 중 호중구가 1,500 개/μl 이하이다.

㉢ **무과립구증** : 말초혈액 백혈구 중 호중구가 500개/ μl 이하이다.

㉣ 호중구 500개/μl 이하이면 중증 감염 빈도가 높아진다.

9

과목	성인간호학	정답	③

①⑤ 유전자의 선천성·유전성 돌연변이로 발생하는 질환이다.

② 반복적인 출혈, 구획증후군 등이 주요한 증상으로 나타난다.

④ 혈액 응고를 억제하는 아스피린을 투여하는 것을 피한다.

PLUS TIP 혈우병(hemophilia)

㉠ 성염색체(X)로 유전되는 열성유전질환이다.

㉡ 혈액응고인자 결핍이 원인이다.

㉢ 혈소판 기능과 수는 정상이지만 응고시간의 연장이 나타난다.

㉣ 응고인자 Ⅷ, Ⅸ인자가 위치하는 X염색체 말단 부위 자리바꿈에 의해 발생한다.

㉤ 신체 어디서나 출혈이 가능하지만 점상출혈과 자반증이 나타나지 않는다.

㉥ 부족한 응고인자를 수혈하여 일시적으로 교정할 수 있다.

㉦ 출혈에 대한 예방 및 대처방법 교육을 시행한다.

㉧ 관절기형이나 근위축 방지를 위해 관절 출혈이 발생하면 반대 측 다리를 사용한다.

10

과목	성인간호학	정답	③

③ 안전한 수혈을 위한 적합성 검사로 ABO, Rh 혈액형 검사, 항체선별검사, 교차시험검사를 시행한다.

11 | 과목 | 성인간호학 | 정답 | ② |

② 메니에르의 청력손실은 일측성으로 온다.

⑤ 염분과 수분섭취를 제한한다.

12 | 과목 | 성인간호학 | 정답 | ⑤ |

양수 색전증은 분만 중에 양수나 태아의 조직이 양수를 통해 산모의 정맥으로 유입되는 것을 말한다. 분만 시 또는 분만 직후에 발생하는 합병증으로 산모 사망의 원인이 된다.

13 | 과목 | 성인간호학 | 정답 | ④ |

④ 두개내압을 상승시킬 수 있으므로 뇌출혈 환자는 투여가 금지된다.

① nitroglycerin의 부작용으로 두통, 어지럼증, 현훈 등이 있으므로 안전하게 앉거나 누워서 약을 복용한다.

② 5분마다 약을 1회 투여하여 총 3회를 복용하여 증상 완화를 확인한다. 3회 복용 이후에도 통증이 지속되는 경우에는 의사에게 보고해야 한다.

③ 발작이 예상되는 경우에 예방차원으로 복용할 수 있다.

⑤ nitroglycerin은 설하정으로 구강 점막에 흡수하여 복용한다.

14 | 과목 | 성인간호학 | 정답 | ① |

① 공복일 때 유문괄약근이 이완되면서 위산에 과도하게 노출이 되면서 통증이 심하다.

③ 위궤양의 경우는 토혈이 주요하지만 십이지장 궤양의 경우에는 흑색변이 주요하게 발생한다.

④ 십이지장 궤양은 제산제를 복용하면 통증이 완화된다. 위궤양의 경우가 제산제로 통증완화 효과가 없다.

⑤ 십이지장 궤양의 경우에는 위액의 분비가 증가한다. 위궤양의 경우 위벽 세포 기능이 떨어지면서 위액 분비가 감소할 수 있다.

PLUS TIP 천공 증상

㉠ 상복부 중간 오른쪽 1/4부위의 갑작스런 통증→ 오른쪽 어깨, 견갑골 부위로 방사된다.

㉡ 장 연동운동 감소로 마비성 장폐색이 나타난다.

㉢ 빈맥, 빈호흡, 발한, 호흡곤란, 불안, 혈압 하강 등의 증상이 나타난다.

㉣ 반동 압통이 발생한다.

15 | 과목 | 성인간호학 | 정답 | ② |

알부민은 감소한다. 간부전의 간기능 검사 시 AST, ALT 수치 증가, 알부민 감소, 콜레스테롤 수치 감소, 응고인자 감소, 혈중암모니아 증가, 간접 및 직접 빌리루빈 증가, 콜린에스테라아제 수치 감소가 나타난다.

16 | 과목 | 성인간호학 | 정답 | ⑤ |

뇌종양의 특징적인 증상은 두통, 성격변화, 정신기능의 퇴화, 시신경 기능 저하 등이 있다. 뇌종양 환자의 경우 기분의 변화가 심하고, 졸음이 증가하며 혼돈이 나타나는 사고력의 상실이 나타나기도 한다. 팔이나 다리가 쇠약해지기도 하고 감각능력이 둔해지는 등의 증상도 함께 나타난다.

17

과목	성인간호학	정답	②

① 감각의 상실은 나타나지 않고 부전마비와 침범부위에 통증이 있다.

③ 아침에 근력이 가장 강하다.

④ 휴식을 취하면 근력은 회복된다.

⑤ 신경학적 장애는 나타나지 않는다.

18

과목	성인간호학	정답	⑤

⑤ 침상머리를 5 ~ 20° 정도 상승시켜 뇌척수액 순환을 증진시킨다.

PLUS TIP 뇌종양 간호

㉠ 두개 내 공간에 종양이 점유하여 두개내압 상승을 일으킨다.

㉡ 뇌내압 감소를 위해 상체를 상승시켜 뇌내압 감소와 정맥 귀환 혈류량 증가로 정맥 배액을 촉진한다.

19

과목	성인간호학	정답	③

① 50 ~ 60대 남성

②④⑤ 복막염 유발요인이다.

PLUS TIP 급성 위염 유발요인

㉠ 50 ~ 60대 남성에게 흔하다.

㉡ 흡연, 음주자, 자극성 음식 섭취, NSAIDs에 의한 위점막 자극으로 유발된다.

㉢ H.pylori 균, 심한 외상, 심한 스트레스 등으로 유발된다.

20

과목	기본간호학	정답	③

③ 내이는 전정신경과 와우신경으로 구성된 제8뇌신경인 청신경이 분포하고 있다.

PLUS TIP 귀

청력과 평형유지를 하는 기관으로 외이, 중이, 내이로 구성되어 있다. 접근성이 좋아 비교적 검진이 용이하나, 중이와 내이는 직접적인 관찰은 할 수 없고, 청각검사를 통하여 상태를 예상할 수 있다. 외이는 소리를 모으는 귓바퀴와 성인의 경우 약 2.5cm 정도의 길이를 가진 S자 모양의 이도로 구성된다.

21

과목	성인간호학	정답	①

임신으로 인한 에스트로겐 과다 또는 호르몬 치료로 인한 호르몬 불균형, 경구용 피임약이 콜레스테롤 수치 상승과 담낭의 수축작용을 감소시켜 담석증이 발생할 수 있어 여성에게 발생 가능성이 높다.

PLUS TIP 담석증

유전적 요인으로 가족 내에서 발생하기도 하며, 고지방 고콜레스테롤, 고탄수화물 식이는 위험도를 증가시킨다.

22

과목	성인간호학	정답	②

① T3 : 대사활동이 증가한다.

③ 프로락틴 : 유즙생성의 역할을 한다. 옥시토신이 유즙분비 담당이다.

④ 에피네프린 : 교감신경을 자극한다.

⑤ 파라토르몬 : 혈액 내 칼슘과 인의 양 조절을 한다. 증가하면 혈중 칼슘농도가 높아진다.

23

과목	성인간호학	정답	④

④ **부갑상선 기능 항진증** : 부갑상선 호르몬 과다분비로 파골세포의 성장과 활동이 증가되고 뼈에서 혈장내의 칼슘 유리 또한 증가되어 뼈의 탈무기질화로 인한 병리적 골절이 초래된다.

① **당뇨병** : 다갈, 다뇨, 다식, 피로감, 무력감 상처치유장애 등이 나타난다.

② **갑상선 기능 항진증** : 안절부절, 안구돌출증, 반사증가, 빈맥, 피로, 홍조, 체중감소 등이 나타난다.

③ **부갑상선 기능 저하증** : 저칼슘혈증, 근육경련(테타니), 후두강직과 경련, 저림, 우울, 정서불안, 시력상실, 피부건조, 소화불량, 탈모 등이 나타난다.

⑤ **부신피질 기능 저하증** : 면역저하, 카테콜라민 작용소실, 저혈압, 빈맥, 스트레스 대처 능력 저하 등이 나타난다.

24

과목	기본간호학	정답	①

① **과소환기** : 호흡수와 깊이가 감소하여 동맥혈 내 CO_2 농도 증가, 뇌간질환(뇌졸중), COPD 등에서 발생한다.

② **운동실조성호흡** : 호흡수나 깊이가 조절되지 않고 불규칙한 호흡, 중추신경계 기능장애에서 발생한다.

③ **Cheyne Stokes 호흡** : 얕고 느린 호흡으로 시작하여 비정상적인 호흡수와 깊이가 증가하다가 느려지고 얕아지며 20 ~ 30초간 무호흡이 나타나는 양상이 교대로 발생한다. 울혈성 심부전증, 기관지성 폐렴, 중추신경계 기능장애, 임종 등에서 자주 발생한다.

④ **Biot's 호흡** : 무호흡이 불규칙적으로 발생하고 2 ~ 3회 비정상적인 얕은 호흡이 교대로 발생, 수막염, 심각한 뇌손상 등에서 발생한다.

⑤ **과다환기** : 호흡의 깊이와 호흡수가 증가하여 CO_2 과다 배출로 동맥혈 내 CO_2 농도 저하, 천식, 폐렴, 빈혈 등에서 발생한다.

25

과목	성인간호학	정답	①

② 비타민 D 섭취에 따라 칼슘 흡수율이 다르므로 반드시 처방받아 투여할 수 있게 한다.

③ 치즈나 유제품은 칼슘 뿐 아니라 인의 함량도 높기 때문에 섭취하지 않도록 한다.

④ 칼슘이 많고 인은 적은 식이를 섭취한다.

⑤ 경련을 예방하기 위해 항경련제를 투여한다.

PLUS TIP 부갑상선 기능 저하증 환자 간호

㉠ 10% Calcium Gluconate 용액을 정맥으로 투여하여 혈중 칼슘 농도를 증가시킨다.

㉡ 경련예방을 위해 항경련제를 투여한다.

㉢ 후두강직 조절로 호흡기 폐쇄를 예방한다.

㉣ 칼슘이 많고 인이 적은 음식을 섭취한다.

㉤ 테타니 시 후두강직과 호흡기 폐쇄가 일어날 가능성이 높으므로 기관내관을 환자 가까이 준비해 둔다.

26

과목	성인간호학	정답	④

PLUS TIP 신우신염

㉠ 갈비뼈 척추각 압통과 Flank Pain이 발생한다.

㉡ 발열, 추위, 심한 쇠약감을 호소한다.

㉢ 악취 나는 탁한 소변과 배뇨통, 빈뇨, 긴급뇨, 야간뇨의 증상이 있다.

㉣ 오심, 구토, 설사 등 소화기계 증상이 나타난다.

27

과목	성인간호학	정답	①

① 장기간의 부동은 혈청 내 칼슘 수치를 상승시킨다. 이는 조기이상으로 예방할 수 있다.

28

과목	성인간호학	정답	③

③ 반투막 역할을 하는 복막을 이용하여 복막투석을 시행한다.

PLUS TIP 복막투석

㉠ 고장액을 복막강으로 순환시켜 반투막 역할을 하는 복막을 통해 노폐물과 잉여체액을 제거한다.

㉡ 복막을 통한 투석액이 주입되므로 복강 감염이 없이 정상이어야 한다.

㉢ 환자가 손으로 쉽게 조작이 가능하다.

㉣ 식이제한이 비교적 적고, 헤파린 사용이 불필요하다.

㉤ 혈역동적으로 불안정 상태일 때 사용할 수 있다.

29

과목	성인간호학	정답	②

① 절단부를 내려놓고 의자에 앉지 않는다.

③ 둔부나 무릎 아래에 베개를 놓지 않는다.

④ 목발 손잡이나 침대에 절단부를 걸쳐 놓지 않는다.

⑤ 대퇴사이 베개를 놓거나 절단부를 외전을 시키지 않는다.

30

과목	성인간호학	정답	④

① 치료 부위는 물로만 닦고 비누사용은 하지 않는다.

②⑤ 처방되지 않은 파우더, 로션, 연고 등의 사용을 금지한다.

③ 자극이 적은 면직물 의류를 착용한다.

PLUS TIP 방사선 치료 환자 피부간호

㉠ 치료부위는 건조하게 유지한다.

㉡ 처방되지 않은 연고, 파우더, 로션을 임의로 사용하지 않는다.

㉢ 치료부위는 물로만 세척하고 비누사용은 하지 않으며 물기를 건조 시 문지르지 않고 가볍게 두드린다.

㉣ 치료부위에 직접적인 햇빛이나 찬바람의 노출은 피한다.

㉤ 자극이 적은 부드러운 면직물 의류를 입는다.

㉥ 피부에 표시된 그림은 지우지 않도록 주의한다.

31

과목	성인간호학	정답	⑤

①④ 유아기, 소아기에 발생하는 만성 재발성 피부질환에 해당한다. 알레르기성 비염이나 천식을 동반할 수 있다.

②③ 제1형 과민반응이다.

32

과목	성인간호학	정답	④

④ 보청기 착용으로 발생하기 쉬운 습진, 피부염 등이 나타나면 사용을 멈추고 진료를 받으러 가야 한다.

① 처음 사용하는 경우에 자신에게 맞는 소리에 적응하는 것이 필요하다. 너무 크거나 작은 볼륨이 아닌 자신에게 맞는 적당한 볼륨에 적응한다.

② 2~3m 정도의 일정한 거리에 기계를 두고 사용해야 한다.

③ 자기 목소리가 왜곡되어 들리는 경우에는 보청기 기공의 면적을 늘리거나 보청기를 깊게 삽입하면 해결할 수 있다.

⑤ 주기적으로 귀에 붙은 귀지를 제거하여 청결한 귀 상태를 유지한다.

33

과목	성인간호학	정답	⑤

PLUS TIP 근치 유방절제술

㉠ 유방조직, 림프절, 흉근 모두 제거하는 수술이다.

㉡ 수술 후 팔을 사용하지 않을 경우 환측 팔이 몸에 붙고 환측으로 머리가 기울어지는 기형적인 체위가 된다.

34

과목	성인간호학	정답	④

① 안전검사는 어두운 곳에서 검안경으로 눈 속을 관찰하는 것이다.

② 주변시야 검사는 눈이 한 점을 주시할 때 그 눈이 볼 수 있는 범위를 측정하는 검사로 녹내장 검사이다.

③ 대광반사는 동공의 수축상태를 관찰하는 3번 뇌신경 평가검사이다.

⑤ 안압검사는 안압계를 사용하여 눈 내부 압력을 검사하는 것으로 녹내장 필수 검사이다.

35

과목	기본간호학	정답	③

Propranolol은 맥박을 사정 후 투여해야 한다.

PLUS TIP 투약 전 약물 사정이 필요한 약물

약물	사정 항목
Digoxin	맥박
MorpHine, Fentanyl Patch	호흡수
Proprnolol	맥박
Wafarin	Prothrombin Time
Heparin	PPT, Partial Prothoromboplastin Time
항고혈압제	혈압
Insulin	혈당

36 | 과목 | 기본간호학 | 정답 | ② |

② A.S는 왼쪽 귀를 뜻한다.
① 매 ~ 마다
③ 양쪽 귀
④ 이틀에 한 번
⑤ 필요 시

PLUS TIP 자주 나오는 약어

약어	의미	약어	의미
ac	식전	FBS	공복혈당
adm	입원	I.M	근육주사
b.i.d	하루에 두번	OD	우안
b.i.n	하룻밤에 두번	OS	좌안
Dx	진단	OU	양안
q	매 ~ 마다	q.m	매일 아침
q.d	매일	q.n	매일 밤
q.h	매 시간	q.q.h	매 4시간 마다

37 | 과목 | 기본간호학 | 정답 | ④ |

활력징후를 측정해야 하는 경우는 입원 시, 정규적인 처방, 활력징후에 영향을 주는 약물 투여 시, 활력징후가 비정상적일 시, 수술 시, 환자 상태가 급격히 변할 시, 환자가 주관적 신체 변화 증상을 호소할 시, 수혈 전·중·후, 침습적 검사 전·후 등에 시행한다.

38 | 과목 | 성인간호학 | 정답 | ② |

결장암의 TNM 분류에 따라 종양이 장의 근육층까지 침범하였고(T2) 1개의 국소 림프절 전이가 있으며 (N1) 원격 장기 전이는 없는 상태(M0)이다.

PLUS TIP 결장암의 TNM 분류

㉠ T1 : 종양이 장의 점막하층까지 침범
㉡ T2 : 종양이 장의 근육층까지 침범
㉢ T3 : 종양이 장막층까지 침범
㉣ T4 : 종양이 장막 통과하여 인접 주변 장기나 구조 침범
㉤ N0 : 국소 림프절 전이가 없음
㉥ N1 : 1 ~ 3개의 국소 림프절 전이
㉦ N2 : 4개 이상의 국소 림프절 전이
㉧ M0 : 원격 장기 전이가 없음
㉨ M1 : 원격 장기 전이가 있음

39 | 과목 | 기본간호학 | 정답 | ④ |

④ 삼각근은 접근이 쉬운 주사부위지만 대부분 근육 발달이 미비해서 영아나 아동에서는 이용하지 않는다.
①② 둔부의 복면부위는 깊은 근육이며, 큰 혈관이나 주요 신경분포가 없어 안전하다.
③ 대퇴직근은 대퇴의 앞쪽에 있는 근육이다. 다른 사람이 주사를 놓아 줄 수 없을 때 혼자서도 주사할 수 있는 근육주사 부위이다.
⑤ 삼각근은 상완동맥이 인접하고 있어 약물의 흡수 속도가 근육주사 부위 중 가장 빠르지만, 상완골을 따라 요골신경과 심상완동맥이 있어 잠재적 손상 가능성이 크다.

40

과목	기본간호학	정답	②

② 페니실린계 주사는 근육주사이다.
① 주사부위를 문지르면 않는다.
③④ 정맥주사의 특징이다.
⑤ 재빨리 주사바늘을 제거한다.

PLUS TIP Z - Track 기법 주사방법

㉠ 주사침을 삽입하기 전, 주사 놓을 피부와 피하조직을 한쪽으로 2.5 ~ 3cm 정도 잡아당긴다.
㉡ 내관을 빼보고 약물을 주입하는 동안에도 계속 피부를 잡아당겨준다.
㉢ 약물 주입 후, 약 10초 동안 계속 피부를 잡아당기면 근육 조직이 이완되어 약물이 흡수한다.
㉣ 주사침을 재빨리 빼어 주면서 잡아당기고 있던 피부를 놓는다.
㉤ 다른 조직 속으로 약물이 스며들 수 있으므로 주사 후, 주사부위를 문지르지 않는다.

41

과목	성인간호학	정답	③

④ 혈소판 감소증
⑤ 백혈구 감소증

PLUS TIP 항암제 부작용

오심, 구토, 탈모, 빈혈, 구내염, 불임, 백혈구 감소증, 혈소판 감소증 등의 증상이 나타날 수 있다.

42

과목	기본간호학	정답	③

대사성 알칼리증은 pH 및 HCO_3^- 가 정상보다 높다. 뇌척수액의 pH 증가, 오심 및 구토, 혼돈 및 기면, 저칼슘혈증, 저칼륨혈증 등의 증상이 나타나며 보상기전으로 느리고 얕은 호흡을 한다.

43

과목	기본간호학	정답	③

① 위관 튜브가 알맞게 삽입된 경우, 주사기로 위 내용물을 흡인했을 때 위액이 나온다.
②③ pH 테스트 종이 위에 주사기로 흡인한 내용물을 떨어뜨렸을 경우 위 내의 pH는 0 ~ 4, 폐나 소장 쪽 pH는 6 ~ 7의 결과가 나온다.
④⑤ 대상자의 검상돌기에 청진기를 대로 주사기로 공기를 주입하면 '쉬익'하고 공기 소리가 들린다.

44

과목	기본간호학	정답	④

① 영양관장은 액체와 영양분을 주입할 목적으로 실시한다.
② 구충관장은 장에 있는 기생충을 제거하기 위해 실시한다.
③ 구풍관장은 직장의 가스 방출을 돕고 복부팽만을 경감시킨다.
⑤ 기름-정체 관장은 직장과 결장에 배변을 돕기 위한 윤활유를 바르는 것으로 대변에 기름성분이 흡수되면 부드러워지고 배변이 원활해진다.

45	과목	기본간호학	정답	③

①②④⑤는 수면을 각성시키는 호르몬이다.

PLUS TIP 멜라토닌

뇌에서 생성되는 신경호르몬으로 일주기 리듬을 조절하고 수면을 촉진한다. 그 외, 벤조다이아제핀 수용체 작용제 약물(zolpidem)은 수면 전 시간을 감소하고 전체 수면시간을 증가시키며 적은 부작용으로 노인들의 수면제로 많이 사용된다. Ramelton(Rozerem)은 수면의 유지가 아니라 수면 개시를 촉진하기 위해서 처방되고, 장기간 사용하며 멜라토닌 수용체를 활성화한다.

46	과목	기본간호학	정답	⑤

①②③④ 역격리에 대한 설명이다. 격리는 환자의 전염병으로부터 타인을 보호하는 것으로 신종플루, SARS, MRSA, 기타 전염병 환자를 간호할 때 적용한다.

47	과목	기본간호학	정답	④

① 무호흡은 15초 이상 지속되는 호흡이 나타나지 않는 상태이다.
② 좌위호흡은 앉거나 서서 상체를 똑바로 했을 때만 호흡할 수 있는 상태이다.
③ 체인 – 스토크 호흡은 호흡수와 깊이가 불규칙하고 무호흡과 깊고 빠른 호흡이 교대로 나타나는 호흡이다.
⑤ 비오트호흡는 2 ~ 3회 비정상적으로 얕은 호흡이 있은 후 무호흡이 불규칙적으로 교대로 나타나는 호흡으로 뇌막염, 심한 뇌손상일 때 나타난다.

48	과목	기본간호학	정답	④

발열기에는 고열 시 미온수로 목욕하고 수분 섭취를 증가시켜야 한다.

PLUS TIP 발열의 단계 및 간호중재

㉠ 오한기 : 시상하부가 기준 체온을 정상보다 높게 올려 열 생산의 기전이 일어난다. 오한과 피부 창백, 혈관 수축 등이 일어나며 담요를 덮어주어 보온하며 수분 섭취를 증가하도록 한다.
㉡ 발열기 : 새로 지정된 온도에 도달하여 상승된 체온이 일정 기간 지속되는 기간이다. 갈증, 소변량 감소 등 탈수 증상이 나타나며 근육통, 기면 상태 등의 증상이 나타난다. 고열 시 미온수로 목욕시키며 수분 섭취를 증가시키고 안정 및 휴식을 취하도록 한다.
㉢ 해열기 : 시상하부가 정상 수준으로 기준 체온을 내려 열소실이 나타나는 기간이다. 발한, 탈수의 가능성이 있으며 수분 섭취 증가, 미온수 목욕 등을 시행한다.

49	과목	기본간호학	정답	③

등척성 운동은 근육의 길이는 단축되지 않으면서 근육의 긴장은 증가하는 운동이다. 환자의 근육 강도와 정맥의 귀환을 유지하기 위해 실시한다.

50	과목	기본간호학	정답	③

욕창 발생에는 압력의 크기보다 압력이 주어진 기간이 더 중요한 영향을 미친다. 압력이 넓은 부위에 가해지는 경우가 국소적으로 좁은 부위에 가해지는 경우보다 조직손상이 적으며, 높은 압력에 단기간 노출되는 것보다 낮은 압력에 장기간 노출되는 경우에 욕창 발생 위험이 더 높다.

1

과목	성인간호학	정답	⑤

②③⑤ 강산성 물질을 섭취한 경우에는 구토를 유발하면 식도에 더욱 큰 손상을 일으킬 수 있으므로 구토 유발을 하지 않고, 중화제도 투여하지 않는다. 응급으로 물을 마셔서 중화를 시킨 후에 신속하게 의료시설로 환자를 이송해야 한다.

①④ 강산성 물질을 섭취한 환자에게 적용해야 하는 응급처치로 부적절하다.

2

과목	성인간호학	정답	②

① 재사용한 장갑은 오염된 것이다.

③ 사용하지 않은 물품이라도 멸균에 의심이 가면 그 물품은 오염된 것으로 간주하고 사용하지 않는다.

④ 멸균 뚜껑을 들고 있을 경우 안쪽 면이 아래를 향하게 들고, 놓을 경우 위를 향하게 놓는다.

⑤ 손 소독 시 흐르는 물에 손가락 끝부터 팔꿈치까지 헹구며, 손 소독 후 손은 항상 팔꿈치보다 높게 들어 오염을 방지한다.

3

과목	성인간호학	정답	①

H2 수용체 차단제(H2 Blocker)는 위산 분비를 억제하는 제제이다. HIV 치료제는 뉴클레오사이드 역전사효소 억제제(NRTIs), 비뉴클레오사이드 역전사효소 억제제(NNRTIs), 단백분해효소 억제제(PIs), 통합 효소 저해제(INSTIs), CCR5길항제, 막융합억제제 6가지로 분류된다.

4

과목	기본간호학	정답	⑤

PLUS TIP 보행법

㉠ Swing - To 보행 : 다리와 고관절이 마비된 환자에게 이용되며, 두 목발을 함께 전진시킨 후 팔에 체중을 싣고 목발까지 몸을 들어 옮기는 보행이다.

㉡ Swing - Through 보행 : 상당한 힘, 기술, 조정능력을 요구하고, 보조기를 착용하고 있는 하반신마비 환자에게 이용된다. 두 목발을 함께 전진시킨 후 팔에 체중을 싣고 목발을 통과하여 더 앞으로 몸을 들어 옮기는 보행이다.

5

과목	성인간호학	정답	④

① 약물치료를 시작하고 객담 검사가 음성인 경우에는 전염성이 없기 때문에 외부활동을 해도 된다.

② 전파 방지를 위해서 동거가족도 폐결핵 검사를 실시하여야 한다.

③ 약물요법을 적절히 따르지 않는 경우 치료가 어려워지고 악화될 가능성이 높다. 처방된 약은 꾸준히 복용해야 한다.

⑤ 두 가지 이상의 항결핵제를 복용해야 결핵균에 대한 내성이 줄어든다.

6

과목	성인간호학	정답	⑤

⑤ 통증 완화를 위해 상체를 앞으로 굽혀 앉는다.

PLUS TIP 급성 심낭염 통증완화를 위한 간호중재

㉠ 적절한 휴식과 활동을 취한다.

㉡ 통증조절과 항염증 치료를 한다.

㉢ 상체를 앞으로 굽힌 좌위를 한다.

7

과목	성인간호학	정답	⑤

⑤ 만성폐쇄성폐질환 환자는 낮은 농도의 산소를 꾸준히 흡입해야 하기에 Venturi Mask가 적합한다.

① Nasal Cannula : 낮은 농도의 산소(24 ~ 44%)를 공급한다.

② Simple Face Mask : 짧은 기간에 빠른 산소를 제공하며 산소유량이 6 ~ 12L/min 로 제공 시 산소농도는 30 ~ 50%이다.

③ Partial Rebreather Masks : 높은 산소농도가 필요한 경우 적용하며 저장백을 사용하여 호기로 내뱉은 공기의 3분의1을 재호흡한다.

④ Oxygen Conserving Cannula : 폐섬유증, 폐고혈압과 같이 장기간 산소요법이 필요한 경우 적용하며 낮은 유량에서도 30 ~ 50%의 산소농도 유지가 가능하다.

8

과목	기본간호학	정답	②

O(Object Data)는 객관적 자료로서 간호사가 관찰한 내용을 있는 그대로 기록한 것을 말한다.

9

과목	성인간호학	정답	⑤

⑤ 후두흡인을 통한 이물질 제거로 기도개방을 유지하고 확보한다.

10

과목	성인간호학	정답	③

① 수혈 시 오심, 구토, 저혈압 등 수혈 부작용을 사정한다.

② 수혈세트와 16G 바늘을 사용한다.

④ 용혈반응이 나타나면 즉시 수혈을 중지하고 환자의 호흡과 혈압을 보조하는 치료를 한다.

⑤ 수혈 교환 시 혈액이 조금 남아있을 때 교환하여 공기 색전증을 예방한다.

11

과목	성인간호학	정답	④

발작하는 환자의 피부색이 변하는 경우에는 기도를 확보하여 산소를 제공한다. 이것은 뇌조직의 관류를 유지하기 위함이다.

12

과목	성인간호학	정답	②

② 판막수술 후 증가하는 전신 색전증의 위험을 관찰한다.

📠**PLUS TIP 판막 수술 후 간호**

㉠ 수술 후 전신 색전증 위험이 증가한다.

㉡ 말초맥박을 사정하여 색전증 생성여부를 관찰한다.

㉢ 색전증 감소를 위한 항응고 요법을 적용한다.

㉣ 항응고 요법으로 Wafarin을 투여한다.

13

과목	성인간호학	정답	①

우심도자술은 내경정맥 또는 대퇴정맥을 통해 우심장으로 삽입하여 심장의 압력을 측정한다.

📠**PLUS TIP 좌심도자술**

관상동맥조영술로, 대퇴동맥이나 요골동맥으로 삽입하여 관상동맥의 폐쇄정도를 파악한다. 폐쇄인 경우 중재시술로 재관류를 시도하여 혈관을 개방하고 스텐트를 삽입할 수 있다.

14

과목	성인간호학	정답	①

고혈압 환자에게는 섬유소가 많은 채소와 과일을 섭취할 수 있도록 하며 콜레스테롤과 포화지방산을 줄일 수 있도록 한다. 또한, 나트륨은 6g으로 제한하고 칼륨이 많은 음식을 권장한다. 칼륨은 나트륨 배설을 촉진시킨다. 금연, 알코올 섭취 제한, 체중 감량은 필수적이다. 약물치료로는 티아지드계 또는 티아지드 유사이뇨제, 안지오텐신 전환 효소억제제, 안지오텐신 수용체 차단제, 칼슘차단제, 베타차단제 등이 있다.

15

과목	성인간호학	정답	④

①④ 고단백, 고지방, 고탄수화물 식이를 한다.

② 식사 시 또는 식후 2시간까지 수분의 섭취를 제한한다.

③ 소량씩 자주 섭취한다.

⑤ 식후 20 ~ 30분간 바로 눕게 하거나 측위를 취해준다.

📠**PLUS TIP Dumping Syndrome 간호**

㉠ 고삼투성 음식이 비어 있는 창자 내로 급하게 들어가면 삼투작용으로 인한 수분이 혈류 내에서 창자 내로 급속히 이동하게 되고 그 결과 순환혈액량이 급격히 감소하여 나타난다.

㉡ 창백, 발한, 심계항진, 설사, 빈맥, 오심 등이 나타난다.

㉢ 식사 중 수분섭취를 제한한다.

㉣ 저탄수화물, 고단백, 고지방 식이를 섭취한다.

㉤ 항콜린제제, 세로토닌 길항제를 복용한다.

㉥ 소량씩 자주 섭취한다.

16

과목	성인간호학	정답	①

① 복막염일 경우 병변부위 반동 압통이 심하고 근육이 강직된다.

PLUS TIP 복막염 증상

㉠ 반동압통과 근육강직
㉡ 배 부분 팽만과 마비성 장폐색
㉢ 미열, 구역, 구토
㉣ 창자소리(–)

17

과목	성인간호학	정답	⑤

PLUS TIP 암 발생 경고 증상

㉠ 치료되지 않는 상처
㉡ 배변, 배뇨 습관의 변화
㉢ 비정상적 출혈이나 분비물
㉣ 유방이나 기타 조직의 멍울이나 두꺼워짐
㉤ 소화불량이나 연하곤란
㉥ 점이나 사마귀의 명백한 변화
㉦ 지속적인 기침이나 쉰 목소리

18

과목	성인간호학	정답	④

④ 두부손상으로 인해 의식 손실된 환자의 기도개방을 가장 먼저 취해야 한다.

19

과목	기본간호학	정답	①

① 정맥혈의 흐름을 원활하기 위해 말단인 원위부에서 근위부로 문지른다.

PLUS TIP 침상 목욕 간호

㉠ 깨끗한 부분에서 더러운 부분으로 씻는다.
㉡ 눈, 얼굴, 팔, 손, 가슴, 복부, 다리, 발 등, 회음부 순서로 진행한다.
㉢ 환자가 피로를 느끼지 않도록 10분에서 15분 이내로 진행한다.
㉣ 오한과 프라이버시 예방을 위하여 목욕담요를 사용한다.
㉤ 목욕 동안 환자에게 편안한 체위를 취하도록 한다.
㉥ 말초에서 중추로 목욕을 진행하며 혈액순환을 통하여 근수축을 방지할 수 있다.

20

과목	성인간호학	정답	①

② 하지 통증이 심하다면 추간판에 압력을 줄이기 위해서 침상에서 안정을 취하게 한다.
③ 베개는 낮은 것을 사용한다.
④ 등 근육을 강화하기 위해서 걷기 또는 수영 등의 운동을 권장한다.
⑤ 뇌척수액이 누출된 경우일 수 있으므로 지체 없이 의사에게 보고한다.

정답 및 해설

21 | 과목 | 성인간호학 | 정답 | ③ |

① 저지방식이로 섭취한다.

② 과음을 하거나 자주 음주를 하는 것은 좋지 않다.

④ 너무 뜨겁거나 매운 음식, 짠 음식은 피한다.

⑤ 불에 태운 요리나 훈제요리는 피한다.

22 | 과목 | 성인간호학 | 정답 | ⑤ |

① 인슐린은 이자의 랑게르한스섬 베타세포에서 분비된다.

②④ 옥시토신, 항이뇨호르몬은 뇌하수체 후엽에서 분비된다.

③ 에피네프린은 부신수질에서 분비된다.

23 | 과목 | 성인간호학 | 정답 | ③ |

PLUS TIP 자율신경 반사 이상

㉠ 교감신경계에 의해 조정되는 심맥관 반응 보상이 이루어지지 않은 것이다.

㉡ T7이상 손상을 받은 85% 이상에서 관찰된다.

㉢ 척수 쇼크 해결 후 일어난다.

24 | 과목 | 성인간호학 | 정답 | ⑤ |

⑤ 외적자극을 피해 긴장을 완화하고 조용한 환경을 유지한다.

① 배변완화제로 배변을 조절하고 관장은 금기한다.

② 적절한 산소공급으로 저산소성 뇌조직 장애와 뇌부종을 예방한다.

③ 출혈위험성이 있는 아스피린 투여는 하지 않는다.

④ 침상머리는 30° 정도 상승시킨다.

25 | 과목 | 성인간호학 | 정답 | ⑤ |

① 의식이 없는 환자에게 물을 공급할 수 없다.

② 인슐린 투여 시 환자의 혈당은 더욱 감소한다.

③ 재발방지를 위해 글루카곤 주입 시 복합탄수화물, 포도당과 함께 단백질도 투여된다.

④ 속효형 탄수화물을 제공한다.

26 | 과목 | 기본간호학 | 정답 | ⑤ |

PLUS TIP 활력징후 정상범위

㉠ 체온 : 36.1 ~ 37.2℃

㉡ 맥박 : 60 ~ 100회/min

㉢ 호흡 : 12 ~ 20회/min

㉣ 혈압 : 수축기 90 ~ 140mmHg
이완기 60 ~ 90 mmHg

27 | 과목 | 성인간호학 | 정답 | ③ |

③ HLA 검사 : 조직적합항원 검사로 면역반응의 표적으로 이식거부 반응 발생의 주요 요인이다.

① 전혈 검사 : 혈액 속 세포들의 관찰을 통해 감염상태, 빈혈, 혈액응고 등을 알아보기 위한 검사이다.

② ANA 검사 : 자가면역질환 검사이다.

④ 혈청단백 검사 : 혈청에 포함된 단백질 양을 검사한다.

⑤ 면역글로불린 검사 : 면역글로불린 A, M, G의 양을 검사한다.

28

과목	성인간호학	정답	④

① 변비를 예방한다.

②③ 저인산식이와 고칼슘식이로 영양을 관리한다.

⑤ 피부손상 예방을 위해 비누 사용을 줄이고 보습성 오일을 권장한다.

29

과목	성인간호학	정답	②

② 류마티스성 관절염의 약물요법 중 스테로이드 투여 는 염증제거의 목적을 가진다.

📑PLUS TIP 류마티스 관절염 약물요법

㉠ NSAIDs : 통증 경감

㉡ 스테로이드 : 염증 제거

30

과목	성인간호학	정답	②

① 서있을 때 통증이 발생한다.

③④ 굴곡, 구부린 자세, 좌위에서 증상이 개선한다.

⑤ 걸을 때 다리의 무거움 증상이 진행된다.

📑PLUS TIP 척추협착층 임상 증상

㉠ 척추관이 좁아지면서 추골의 탈출로 신경근을 압박 한다.

㉡ 서있을 때 통증이 발생한다.

㉢ 굴곡, 구부린 자세, 좌위에서 증상이 개선된다.

㉣ 걸을 때 다리 감각이 이상하거나 무거운 증상이 증 가한다.

31

과목	성인간호학	정답	⑤

① 알츠하이머는 만성진행성질환으로 최근 기억부터 소실된다. 치매의 60%를 차지한다.

② 신경자극 전도 이상으로 발생하는 중추신경계 질환 으로 보행실조증, 진전 등 증상이 나타난다.

③ 아세틸콜린과 같은 신경전달물질이 불균형한 상태 로 도파민농도는 상대적으로 상승된 양상을 보인 다. 춤추는 듯한 불수의적 근수축(무도병), 구음장 애, 변실금 등의 증상이 나타나며 억제대 사용 시 불수의적인 움직임을 악화시킬 수 있어 사용하지 않는다.

④ 치매 환자는 저녁에 증상이 악화되는 일몰증후군이 발생하기도 하여 해가 지면 더욱 주의 깊게 환자를 관찰해야 한다.

📑PLUS TIP 파킨슨 병

도파민 분비 감소로 스스로 통제하기 어려운 행동양상 이 나타난다. 진전, 질질 끄는 걸음, 소서증 등이 나 타나며 수면 시에는 증상이 완화된다. 주 치료제는 레 보도파로 도파민의 전구물질이다. 고단백식이와 비타 민 B6은 레보도파의 효과를 억제하기에 제한한다. 식 사 중 레보도파 복용으로 오심구토를 예방할 수 있다.

32

과목	성인간호학	정답	⑤

⑤ 비대해진 전립샘의 촉지하고 확인하기 위해 직장수 지검사를 일차적으로 시행한다.

정답 및 해설

33

과목	성인간호학	정답	⑤

⑤ HBsAg가 음성인 경우에 예방접종을 해야 한다.

① 만성 B형 간염 임산부가 출생한 신생아는 출생하고 즉시 B형 간염 면역글로불린과 예방접종을 실시한다.

③④ 대사증후군이나 지방간질환이 동시에 발생하는 것을 방지하기 위해서 적정 체중유지와 당뇨, 고지혈증 등의 대사성 합병증을 관리하고 치료해야 한다.

34

과목	성인간호학	정답	③

㉠와 ㉢는 NREM 수면에 대한 설명이다.

📰PLUS TIP 정상 수면

㉠ 느린 눈 운동(NREM) : 1 ~ 4 단계의 수면으로 구성되며, 전체 수면의 75 ~ 80%를 차지한다. NREM 수면 동안에는 부교감신경계가 우세해지면서 체온, 맥박, 호흡, 혈압, 대사율이 감소하는 것이 관찰된다.

㉡ 빠른 눈 운동(REM) : REM수면 동안 깨어난 사람은 항상 자신이 꿈을 꾸고 있다고 생각하고, 자신의 꿈을 생생히 기억해 낸다. REM수면은 학습, 기억, 적응 역할에 필수적이며 뇌조직과 인지 회복을 위해 중요하게 여겨진다.

35

과목	성인간호학	정답	②

② 수술 후 24 ~ 48시간에 통증이 가장 심하다.

36

과목	성인간호학	정답	①

① 필로카르핀은 부교감신경흥분제로 홍채를 이완하고 모양체를 수축시켜 동공이 작아지게 만든다.

37

과목	기본간호학	정답	④

④ 출혈은 혈액이 소실되며 교감신경을 자극해 맥박수가 증가하게 된다.

① 단기 운동 직후에는 맥박이 증가하며, 휴식을 취하면 정상맥박으로 빠르게 돌아온다.

② 에피네프린을 심장박동수를 변하게 하며 맥박이 증가하게 된다.

③ 칼슘차단제와 Digitalis 제제, 베타 – 아드레날린 차단제의 경우 맥박을 감소시킨다.

⑤ 천식, 만성폐쇄성폐질환에서 맥박수는 증가한다.

📰PLUS TIP 맥박에 영향을 미치는 요인

요인	맥박 증가	맥박 감소
운동	짧은 운동 직후	운동 후 휴식
감정	발열, 고온	저체온증
온도	급성 통증, 불안	만성 통증, 이완 및 휴식
출혈	혈액 소실	–
체위	일어선 자세 또는 앉은 자세	누운 자세
호흡기질환	천식, 만성폐쇄성폐질환	–
약물	Digitalis, 베타 – 아드레날린 차단제, 칼슘차단제	Epinephrine

38

과목	성인간호학	정답	①

📰PLUS TIP 유방암 위험 요인

㉠ 유전

㉡ 50세 이상

㉢ 빠른 초경, 늦은 폐경

㉣ 30세 이후 초산

㉤ 임신경험이 없는 사람, 수유 경험이 없는 사람

㉥ 고지방식이 섭취, 비만

㉦ 폐경기 호르몬 요법 등

39 | 과목 | 기본간호학 | 정답 | ⑤ |

⑤ **결과 평가** : 대상자의 상태 또는 간호의 최종적인 변화를 측정하는 것으로, 간호중재에 대한 결과를 평가하는 것이다. 대상자가 상태와 관련한 새로운 지식, 기술(인슐린 투여 방법, 목발 보행방법 등)을 습득했는지 등이 해당된다.

①② **구조 평가** : 환경에 초점을 두어 의료기관의 조직 특성, 정책, 행정절차, 인력과 재정 자원 등을 평가한다.

③④ **과정 평가** : 각 간호과정의 수행활동 특성과 연속성에 초점을 두어 관찰하고 그에 대한 대상자의 반응 파악과 간호기록 내용 검토 등을 포함한다. 투약이 적절히 되었는지, 대상자에게 약에 대한 설명이 이루어졌는지 등을 평가하는 것이다.

40 | 과목 | 성인간호학 | 정답 | ② |

① 수술이나 방사선과 같은 다른 항암치료 보조로 이용할 수 있고 반드시 수술 후에 사용되는 것은 아니다.

③ 감염증상을 유심히 관찰하며 진행해야 한다.

④ 화학요법 시 나타나는 부작용을 조절하며 투여하고 영구적이지는 않다.

⑤ 항암제 사용 시 단일요법보다 복합요법이 효과적이다.

41 | 과목 | 기본간호학 | 정답 | ④ |

① 운반차에 이송 시 안전을 위해 적용하는 것은 벨트 억제대이다.

② 피부 질환이 있는 경우 긁는 행위를 방지하기 위해 적용하는 것은 장갑 억제대이다.

③ 신체에 삽입되어 있는 기구나 드레싱을 보호하기 위한 것은 장갑 억제대 및 사지 억제대이다.

⑤ 휠체어에 앉아있는 동안 억제해야 하는 경우에는 자켓 억제대를 사용한다.

42 | 과목 | 기본간호학 | 정답 | ① |

중심정맥관은 단기간 또는 장기간의 항생제 및 항암제 약물 투여, TPN 등의 영양제 주입, 중심정맥압 측정, 혈액 채취, 다량의 수액이나 혈액 공급 등의 목적으로 삽입한다.

43 | 과목 | 기본간호학 | 정답 | ⑤ |

⑤ 정맥주사를 할 때 신경을 건드려서 발생하는 신경 손상 발생가능성은 낮은 편이다.

① 공기가 정맥에 들어오면서 발생할 수 있다.

② 주사바늘과 접촉한 정맥에 염증이 발생하면서 나타날 수 있다.

③ 약물이 빠르게 주입되는 경우 발생할 수 있다.

④ 무균술 유지를 하지 않는다면 감염증상이 나타날 수 있다.

44 | 과목 | 기본간호학 | 정답 | ④ |

④ 감염 예방을 위해 주입용 튜브를 24시간마다 교환해야 한다.

① 빨리 투여될 경우 삼투성이뇨, 탈수가 일어나므로 철저한 관리가 필요하다.

② TPN용액을 다른 약물, 혈액과 같은 관으로 투여하면 세균 감염의 위험이 있어 금기한다.

③ 투여 중단 시 용량을 서서히 감량해서 중단하여야 합병증 발생의 위험이 줄어든다.

⑤ 인슐린 분비가 TPN에 의해 증가한 혈당을 조절하기에 무리가 있을 수 있으므로 혈당 조절에 신경을 써야 한다.

정답 및 해설

45

과목	기본간호학	정답	①

① 유치도뇨관을 시행하는 상황에 해당한다.

PLUS TIP 유치도뇨관을 시행하는 상황

㉠ 방광세척을 하거나 방광 내로 약물을 주입하기 위해
㉡ 소변이 유출되는 것을 막기 위해
㉢ 하복부수술 시 방광의 팽창을 막기 위해
㉣ 혈괴로 인한 요도폐쇄를 예방하기 위해

46

과목	기본간호학	정답	②

① 공기주의 – 수두
③ 공기주의 – 결핵
④ 비말주의 – 디프테리아
⑤ 접촉주의 – MRSA

47

과목	기본간호학	정답	④

① 비타민 K의 경우 단백질 형성에 관여한다.
② 불용성 섬유소로 대장운동을 촉진시켜 변비를 예방한다.
③ 동물성 식품에 주로 포함되고 혈청 콜레스테롤을 높이는 것은 포화지방에 해당한다.
⑤ 피리독신은 녹색잎 채소, 효모 등의 식품원에 주로 포함되어 있다.

48

과목	기본간호학	정답	②

② 커프를 느슨하게 감은 경우 – 실제보다 혈압이 높게 측정됨

PLUS TIP 혈압계 커프

혈압계 커프 고무주머니의 너비는 팔이나 대퇴길이의 약 2/3가 덮이는 것을 사용한다. 팔 혹은 다리의 중앙지점에서 측정한 둘레의 40%정도 혹은 지름보다 20% 넓은 것이 이상적이다. 대부분 성인들은 대형 성인 커프를 사용해야 한다. 잘 맞지 않는 커프는 정확하게 혈압을 측정하지 못한다.

49

과목	기본간호학	정답	②

2단계에서 표피나 진피층의 피부 소실이 관찰된다. 1단계에서는 피부 온도 변화, 조직 경도 변화, 통증 및 가려움의 감각 등의 증상이 나타난다.

50

과목	기본간호학	정답	③

②③ 비루관에 안약이 들어가면 흘러 나가서 눈에 고르게 퍼지지 못하므로 하안검 결막낭 방향에 약물을 투약한다.
① 무균상태로 되어 있으므로 점적기에 다른 물건이 닿거나 눈에 직접 닿지 않게 한다.
④ 콘택트렌즈의 자극으로 치료효과가 더딜 수 있으므로 사용 자제를 권고한다.
⑤ 녹내장과 백내장 발생위험이 높아질 수 있으므로 반드시 확인한 후에 투약여부를 결정해야 한다.

31

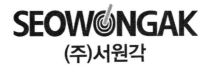

초판 발행   2021년 8월 25일
개정판 발행   2023년 9월 27일

편 저 자 간호시험연구소
교재주문 031-923-2051
주   소 경기도 고양시 일산서구 덕산로 88-45(가좌동)

발행처 ㈜서원각
팩   스 031-923-3815

등록번호 1999-1A-107호
교재문의 카카오톡 플러스 친구[서원각]
홈페이지 goseowon.com

Notes for Wrong answer

D-DAY . _____

NAME . _____

SUN	MON	TUE	WED	THU	FRI	SAT
○	○	○	○	○	○	○
○	○	○	○	○	○	○
○	○	○	○	○	○	○
○	○	○	○	○	○	○
○	○	○	○	○	○	○

GOAL

1.
2.
3.
4.
5.
6.

TO DO LIST

○
○
○
○
○
○

SEOWONGAK

Notes for Wrong answer

SUN	MON	TUE	WED	THU	FRI	SAT
◯	◯	◯	◯	◯	◯	◯
◯	◯	◯	◯	◯	◯	◯
◯	◯	◯	◯	◯	◯	◯
◯	◯	◯	◯	◯	◯	◯
◯	◯	◯	◯	◯	◯	◯

GOAL

1.
2.
3.
4.
5.
6.

TO DO LIST

◯
◯
◯
◯
◯
◯

SEOWONGAK

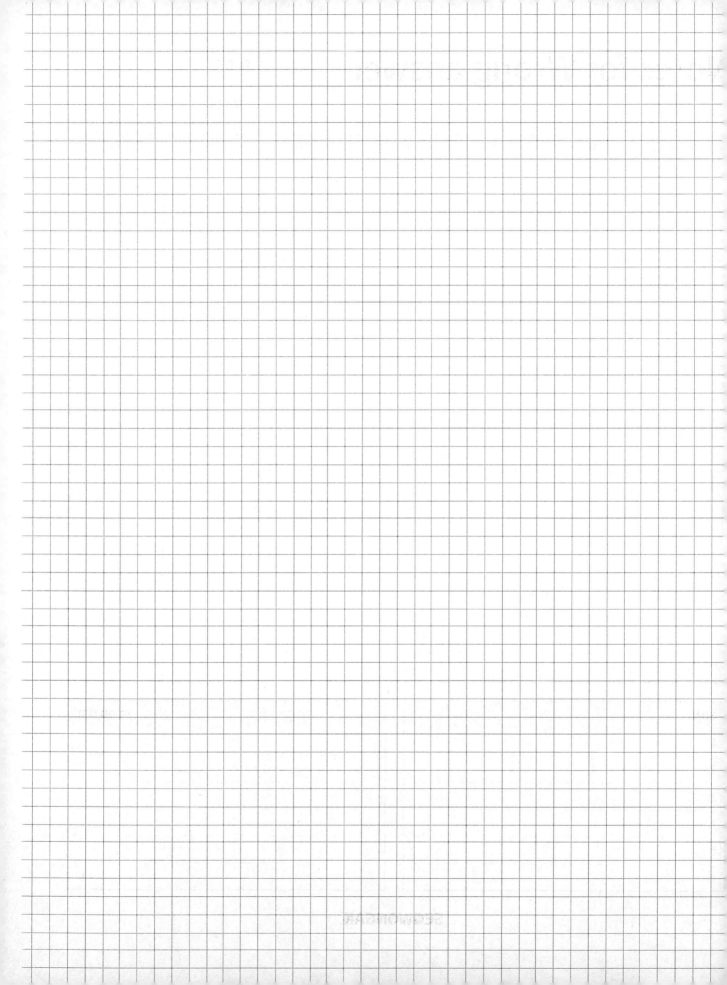

Notes for Wrong answer

D-DAY . _____

NAME . _____

SUN	MON	TUE	WED	THU	FRI	SAT
○	○	○	○	○	○	○
○	○	○	○	○	○	○
○	○	○	○	○	○	○
○	○	○	○	○	○	○
○	○	○	○	○	○	○

GOAL	TO DO LIST
1.	○
2.	○
3.	○
4.	○
5.	○
6.	○

SEOWONGAK

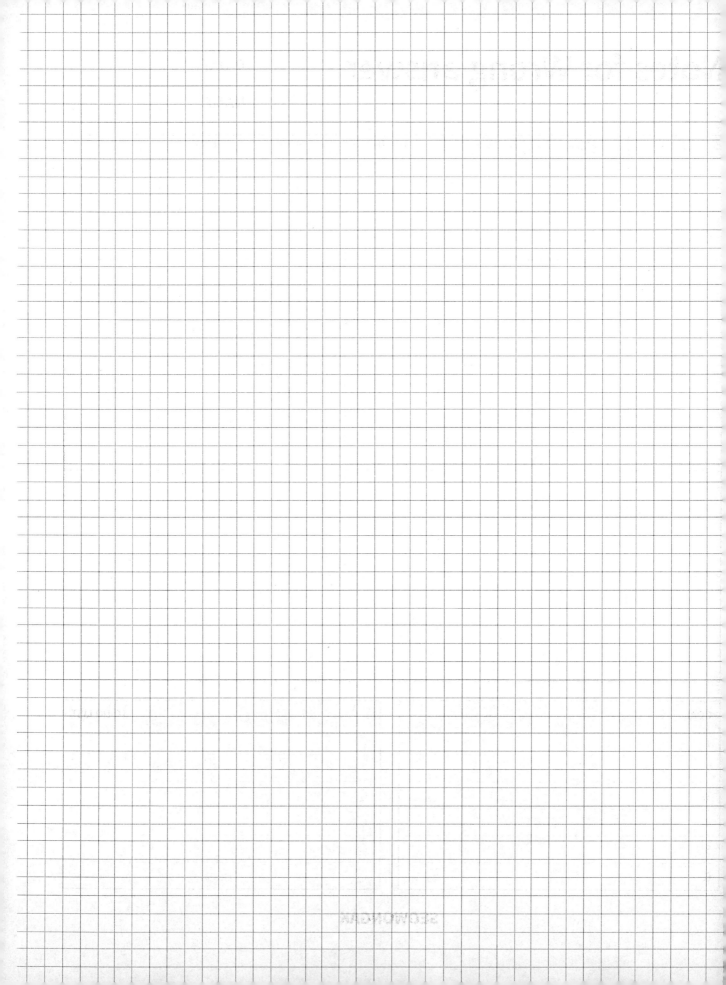

Notes for Wrong answer

D-DAY . _____

NAME . _____

SUN	MON	TUE	WED	THU	FRI	SAT
○	○	○	○	○	○	○
○	○	○	○	○	○	○
○	○	○	○	○	○	○
○	○	○	○	○	○	○
○	○	○	○	○	○	○

GOAL

1.
2.
3.
4.
5.
6.

TO DO LIST

○
○
○
○
○
○

SEOWONGAK

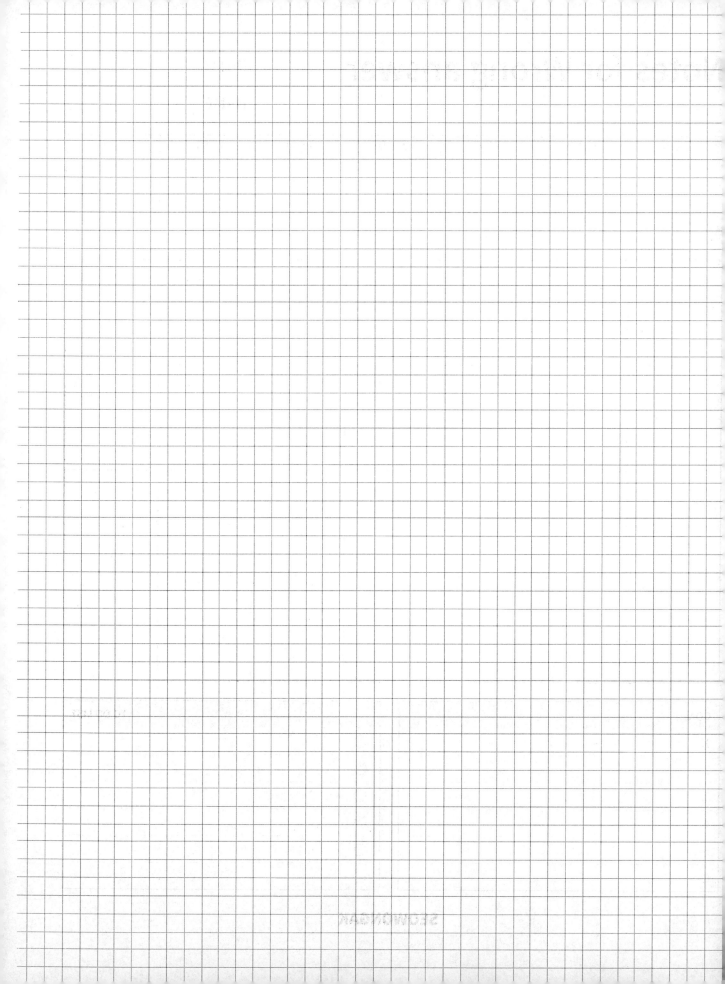

Notes for Wrong answer

D-DAY . _____

NAME . _____

SUN	MON	TUE	WED	THU	FRI	SAT
○	○	○	○	○	○	○
○	○	○	○	○	○	○
○	○	○	○	○	○	○
○	○	○	○	○	○	○
○	○	○	○	○	○	○

GOAL	TO DO LIST
1.	○
2.	○
3.	○
4.	○
5.	○
6.	○

SEOWONGAK

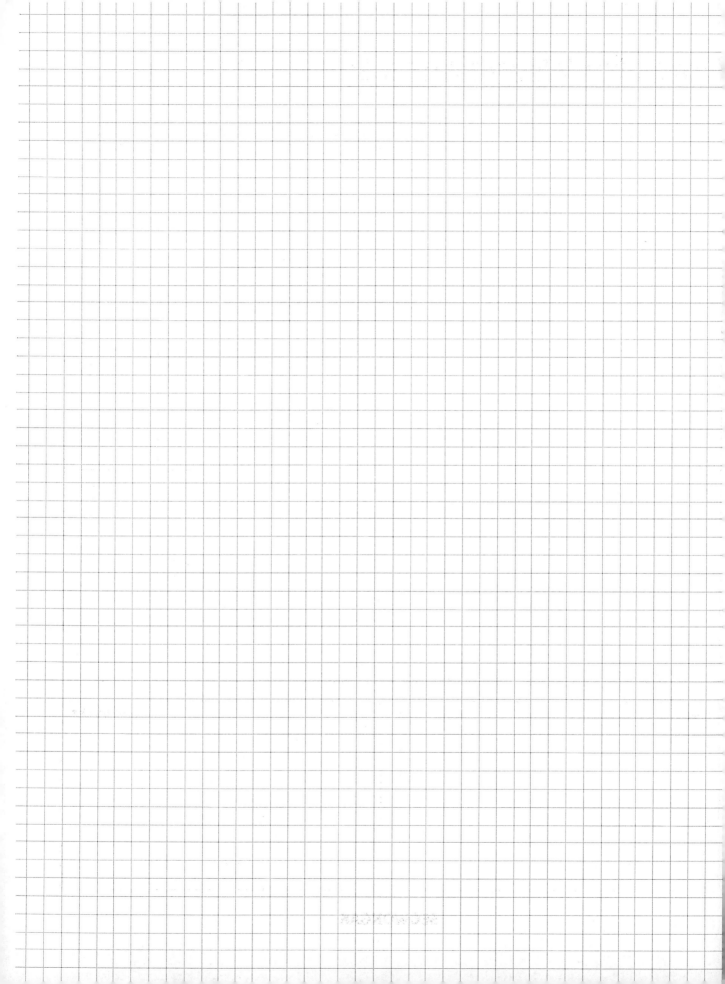

Notes for Wrong answer

D-DAY . _____

NAME . _____

SUN	MON	TUE	WED	THU	FRI	SAT
○	○	○	○	○	○	○
○	○	○	○	○	○	○
○	○	○	○	○	○	○
○	○	○	○	○	○	○
○	○	○	○	○	○	○

GOAL	TO DO LIST
1.	○
2.	○
3.	○
4.	○
5.	○
6.	○

SEOWONGAK

Notes for Wrong answer

D-DAY . _____

NAME . _____

SUN	MON	TUE	WED	THU	FRI	SAT
◯	◯	◯	◯	◯	◯	◯
◯	◯	◯	◯	◯	◯	◯
◯	◯	◯	◯	◯	◯	◯
◯	◯	◯	◯	◯	◯	◯
◯	◯	◯	◯	◯	◯	◯

GOAL
1.
2.
3.
4.
5.
6.

	TO DO LIST
◌	
◌	
◌	
◌	
◌	
◌	

SEOWONGAK

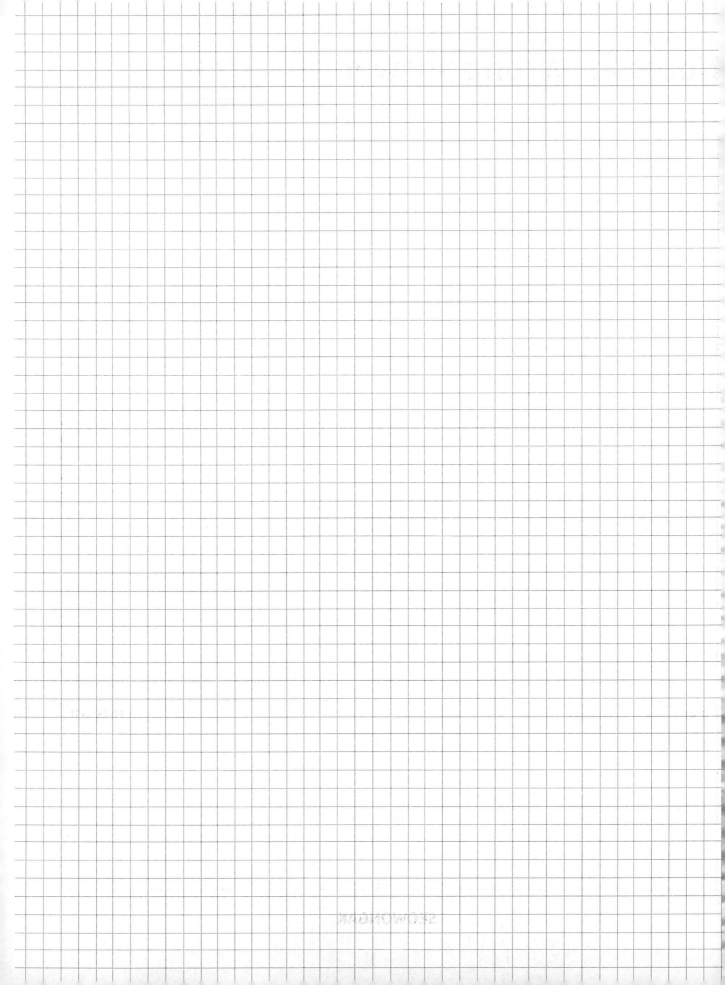

Notes for Wrong answer

SUN	MON	TUE	WED	THU	FRI	SAT
◯	◯	◯	◯	◯	◯	◯
◯	◯	◯	◯	◯	◯	◯
◯	◯	◯	◯	◯	◯	◯
◯	◯	◯	◯	◯	◯	◯
◯	◯	◯	◯	◯	◯	◯

GOAL	TO DO LIST
1.	◯
2.	◯
3.	◯
4.	◯
5.	◯
6.	◯

SEOWONGAK

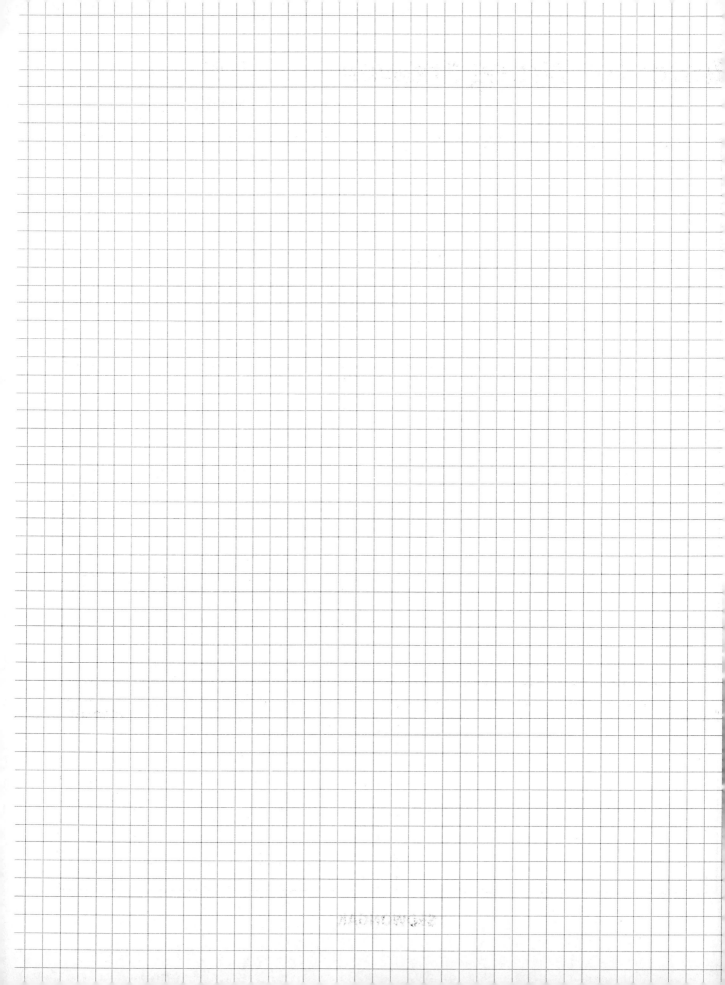

Notes for Wrong answer

D-DAY . _____

NAME . _____

SUN	MON	TUE	WED	THU	FRI	SAT
○	○	○	○	○	○	○
○	○	○	○	○	○	○
○	○	○	○	○	○	○
○	○	○	○	○	○	○
○	○	○	○	○	○	○

GOAL
1.
2.
3.
4.
5.
6.

TO DO LIST
○
○
○
○
○
○

SEOWONGAK

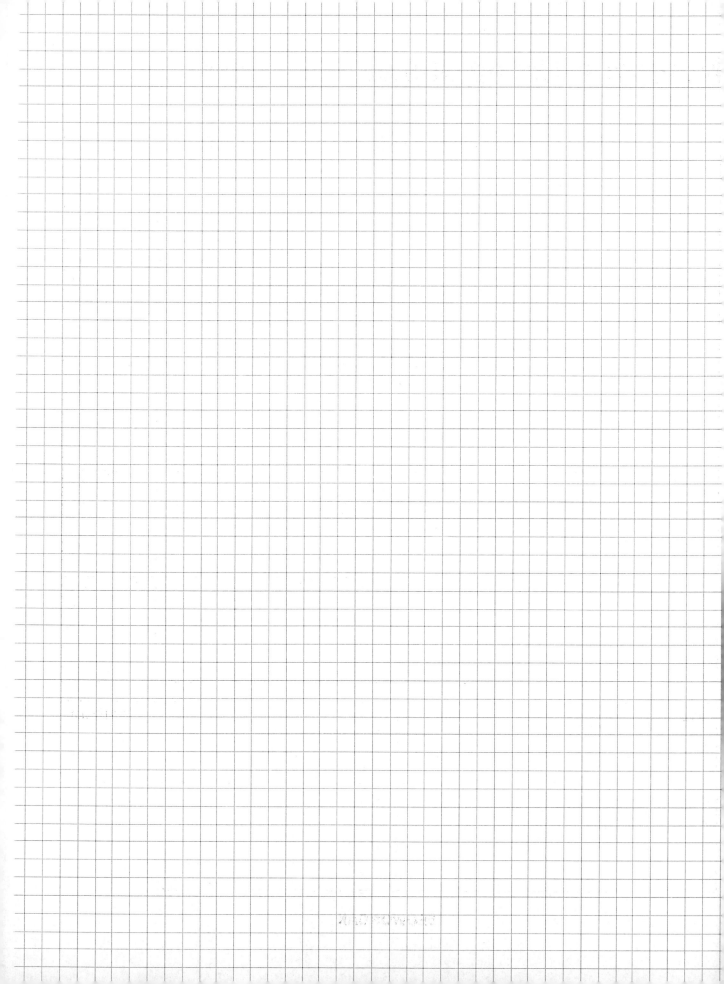

모의고사 __회 __번	문제풀이 날짜 ___년 __월 __일
내가 고른 답 :	문제
정 답 :	
기억할 것	
틀린 이유	풀이
복습 ●●●●●	

모의고사 __회 __번	문제풀이 날짜 ___년 __월 __일
내가 고른 답 :	문제
정 답 :	
기억할 것	
틀린 이유	풀이
복습 ●●●●●	

SEOWONGAK

모의고사 __회__번	문제풀이 날짜 ____년 __월 __일
내가 고른 답 :	문제
정 답 :	
기억할 것	
틀린 이유	풀이
복습 ●●●●●	

모의고사 __회 __번	문제풀이 날짜 ____년 __월 __일
내가 고른 답 :	문제
정 답 :	
기억할 것	
틀린 이유	풀이
복습 ●●●●●	

SEOWONGAK

모의고사 __회__번	문제풀이 날짜 ___년 __월 __일
내가 고른 답 :	문제
정 답 :	
기억할 것	
틀린 이유	풀이
복습 ●●●●●	

모의고사 __회__번	문제풀이 날짜 ___년 __월 __일
내가 고른 답 :	문제
정 답 :	
기억할 것	
틀린 이유	풀이
복습 ●●●●●	

SEOWONGAK

모의고사 __회__번	문제풀이 날짜 ___년 __월 __일
내가 고른 답 :	문제
정 답 :	
기억할 것	
틀린 이유	풀이
복습 ●●●●●	

모의고사 __회__번	문제풀이 날짜 ___년 __월 __일
내가 고른 답 :	문제
정 답 :	
기억할 것	
틀린 이유	풀이
복습 ●●●●●	

SEOWONGAK

모의고사 __회__번	문제풀이 날짜 ____년 __월 __일
내가 고른 답 :	문제
정 답 :	
기억할 것	
틀린 이유	풀이
복습 ●●●●●	

모의고사 __회__번	문제풀이 날짜 ____년 __월 __일
내가 고른 답 :	문제
정 답 :	
기억할 것	
틀린 이유	풀이
복습 ●●●●●	

SEOWONGAK

모의고사 ___회 ___번	문제풀이 날짜 ___년 ___월 ___일
내가 고른 답 :	문제
정 답 :	
기억할 것	
틀린 이유	풀이
복습 ●●●●●	

모의고사 ___회 ___번	문제풀이 날짜 ___년 ___월 ___일
내가 고른 답 :	문제
정 답 :	
기억할 것	
틀린 이유	풀이
복습 ●●●●●	

SEOWONGAK

모의고사 ___회 ___번	문제풀이 날짜 _____ 년 ___월 ___일
내가 고른 답 :	문제
정 답 :	
기억할 것	
틀린 이유	풀이
복습 ●●●●●	

모의고사 ___회 ___번	문제풀이 날짜 _____ 년 ___월 ___일
내가 고른 답 :	문제
정 답 :	
기억할 것	
틀린 이유	풀이
복습 ●●●●●	

SEOWONGAK

모의고사 __회 __번	문제풀이 날짜 ____ 년 __ 월 __ 일
내가 고른 답 :	문제
정 답 :	
기억할 것	
틀린 이유	풀이
복습 ●●●●●	

모의고사 __회 __번	문제풀이 날짜 ____ 년 __ 월 __ 일
내가 고른 답 :	문제
정 답 :	
기억할 것	
틀린 이유	풀이
복습 ●●●●●	

SEOWONGAK

모의고사 __회__번	문제풀이 날짜 ____년 __월 __일
내가 고른 답 :	문제
정 답 :	
기억할 것	
틀린 이유	풀이
복습 ●●●●●	

모의고사 __회__번	문제풀이 날짜 ____년 __월 __일
내가 고른 답 :	문제
정 답 :	
기억할 것	
틀린 이유	풀이
복습 ●●●●●	